含章 ⚘
新实用

阅读图文之美 / 优享健康生活

女性排毒养颜

这样吃

吴剑坤　于松　编著

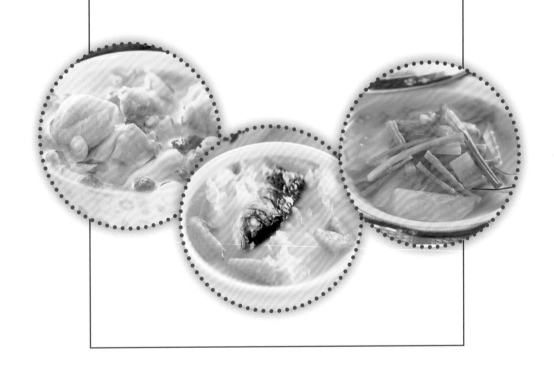

江苏凤凰科学技术出版社·南京

图书在版编目(CIP)数据

女性排毒养颜这样吃 / 吴剑坤，于松编著. — 南京：
江苏凤凰科学技术出版社，2022.11

ISBN 978-7-5713-3224-2

Ⅰ.①女… Ⅱ.①吴… ②于… Ⅲ.①女性－毒物－
排泄－食物疗法 Ⅳ.①R247.1

中国版本图书馆CIP数据核字(2022)第167607号

女性排毒养颜这样吃		
编　　　著	吴剑坤　　于　松	
责 任 编 辑	汤景清　　洪　勇	
责 任 校 对	仲　敏	
责 任 监 制	方　晨	
出 版 发 行	江苏凤凰科学技术出版社	
出版社地址	南京市湖南路 1 号A楼，邮编：210009	
出版社网址	http://www.pspress.cn	
印　　　刷	天津丰富彩艺印刷有限公司	
开　　　本	718 mm × 1 000 mm　　1/16	
印　　　张	13	
插　　　页	1	
字　　　数	320 000	
版　　　次	2022年11月第1版	
印　　　次	2022年11月第1次印刷	
标 准 书 号	ISBN 978-7-5713-3224-2	
定　　　价	49.80元	

图书如有印装质量问题，可随时向我社印务部调换。

前言 | *Introduction*

吃好、吃对，青春常在

我国中医文化博大精深，唐代名医孙思邈在《千金要方》里就提出，"为医者，当晓病源，知其所犯，以食治之，食疗不愈，然后命药"，这也是中医食疗传统的理论依据。后世的医学大家和养生家们，沿着食疗的思路，再接再厉，逐渐总结出一整套以食疗获取健康的重要方法。

本书立足传统中医，从女性养生需求出发，按照护肤养肤、瘦身塑形、安养五脏、药膳疗疾等板块划分，通过常见的食材，搭配对症的药材，配以详尽的操作步骤，为女性朋友奉上多种有针对性的养生美食。这些美食，不仅取材方便，而且烹饪简单，不需耗费大量的时间、精力，就能换来满满的营养与健康，非常值得女性朋友在家动手制作。

比如，适量食用红枣可以补养气血，煮汤时加入红枣就能起到补中益气、养血安神的功效；若再配合有活血调经作用的当归，做一碗当归红枣汤，不仅适合脸色暗沉蜡黄的女性食用，深受痛经困扰的女性朋友也可以适当多吃。再如，鸡骨草具有清热利湿、散瘀止痛的功效，与黑鱼同煮，食后能起到润肤去皱的功效。又如，苦瓜可清热泻火、明目解毒、利尿凉血，若与豆腐同食，则可辅助治疗咽喉肿痛、痤疮疔疖。

此外，书中还为大家推荐了常见的具有排毒养颜功效的水果，从水果营养成分到常见品种，再到简单易做的蔬果汁，方便女性朋友在家动手制作，达到美白、养颜、瘦身的目的。

合理利用本书，不仅能让您品尝到可口的美食，更能助您内调外养，以传统中医智慧排出身体毒素，实现瘦身养颜的目的，收获健康与快乐。最后，祝愿本书的每一位读者都能吃好、吃对，青春常在！

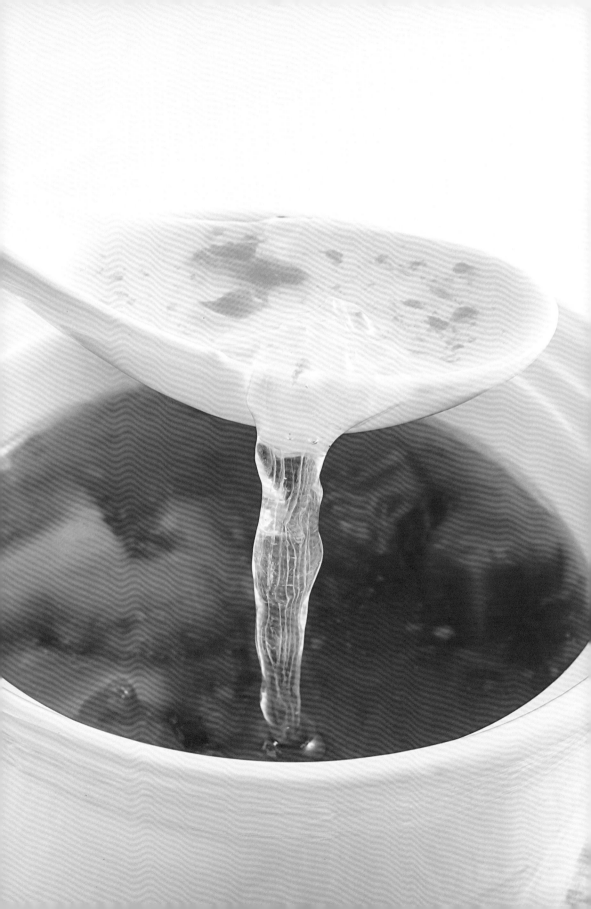

目录 | Contents

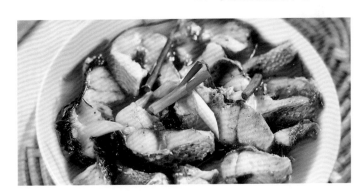

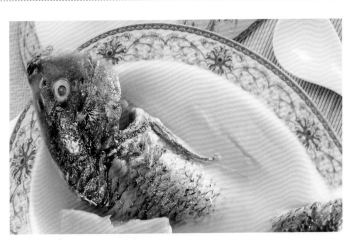

第三章　好气色要靠日常保养

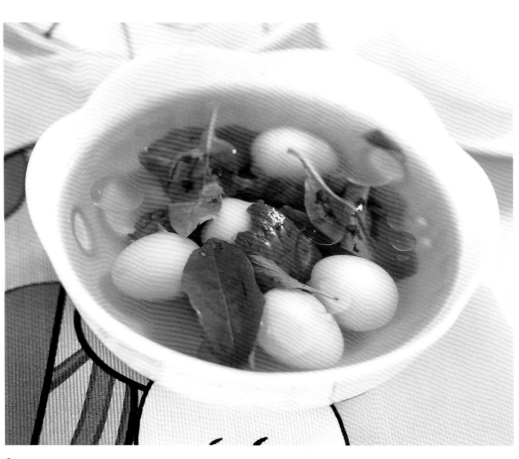

第四章　特殊时期的饮食补养

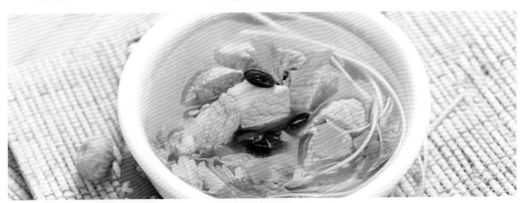

第五章　常见女性疾病的饮食调养

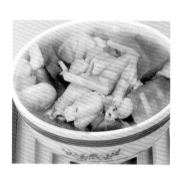

附录　女性排毒养颜水果推荐

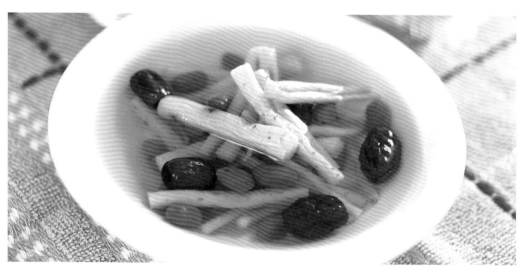

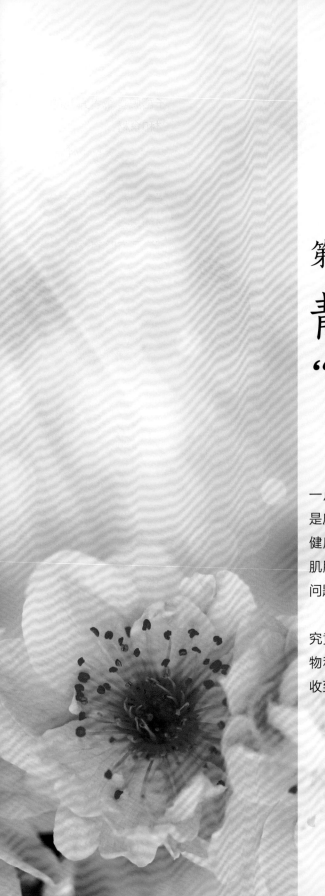

第一章
靓丽肌肤
"吃" 出来

俗话说：女人是水做的。这句话说得一点都没有错。一个健康的女人，无论是皮肤，还是身体各器官，都离不开水。健康的女性皮肤是水嫩、光滑的。如果肌肤缺水，色斑、细纹及一些皮肤炎症问题就会不请自来。

既然水对女性的容颜那么重要，那究竟该如何补水呢？正确地食用一些食物和中药，不仅有助于身体健康，还能收到给肌肤补水的效果。

保湿润肤

吃对食物也补水

传统中医认为，补水即解除燥热，多采用"润"法。根据中医"五行五色"的说法，"白色食物"一般味甘，性平，适用于平补。这类食物不仅能滋润身体，且多富含碳水化合物、蛋白质、维生素等营养成分。在日常生活中，以下白色食物能有效补水。想让自己的肌肤晶莹剔透，以下食物是不错的选择。

 梨

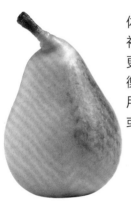

食梨能增加人体对水分的摄入，补充多种维生素，更有深层清洁及平衡油脂分泌的作用，特别适合油性或中性肤质者。

白萝卜

白萝卜中维生素C的含量很高，加之其富含维生素E，适量食用能预防因燥热引起的皮肤干燥。

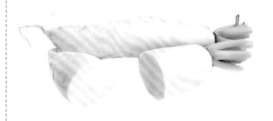

银耳

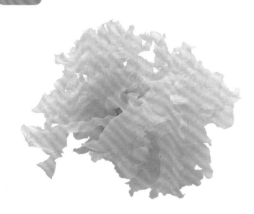

内服可熬银耳羹经常食用，外敷可将少量银耳熬成糊状，涂在脸上，待干后再洗净。银耳可保湿养颜、润泽肌肤，还可有效改善青春痘。

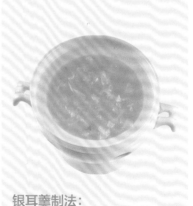

银耳羹制法：
选干银耳3~6克，以温水浸5~8小时后捞出洗净，再加适量水，以小火炖成糊状，加冰糖服用。

香蕉

香蕉含有多种营养物质，其中钾元素的含量非常丰富。

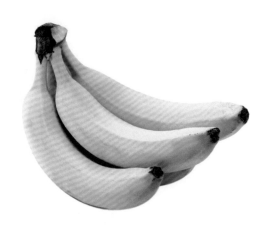

♥ 护发功效

将香蕉泥敷在微湿的头发上，停留5～10分钟后洗净，会让头发更有光泽。

✚ 润肤功效

香蕉有温和清洁、滋养修复肌肤的功效，是自制面膜的常用材料。可直接将香蕉捣成泥状敷在脸上，或调入蜂蜜来强化营养，增强滋润功效。

百合

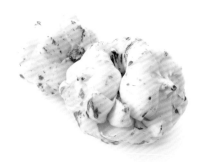

百合鲜品除了富含B族维生素、维生素C外，还含有多种生物碱，具有良好的营养滋补功效，对秋季因气候干燥引起的季节性疾病有一定的防治效果。

葡萄

葡萄所含糖分和有机酸是肌肤的天然保湿剂，更是肌肤的"清道夫"。它能令皮肤更具光泽、弹性，同时能减少紫外线对皮肤的伤害。

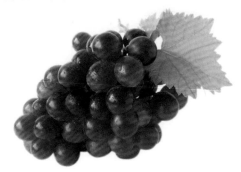

TIPS

传统中药制剂多具苦味，自古以来都有"良药苦口"之说。实际上，相当一部分人正是因为怕药苦才拒绝服药。这时，药膳就可以发挥大作用了。所谓药膳，即药材与食材相搭配做成的美食。药膳"寓药于食"，既将药物作为食物，又赋予食物以药用功效，药借食力、食助药威，二者相辅相成、相得益彰；既能满足人们对美食的追求，获得营养补充，又达到了保健养生的目的，真正让人乐享其中。但药膳养生也要看体质，对症选材，才能"药"到病除。

中医补水，由内而外地滋润

传统中医认为，人体是一个内外关联的整体，皮肤的光泽滋润与脏腑健康息息相关。女性要想拥有好气色，延缓衰老，还是要先从内部调理开始，通过补血理气、平衡营养摄入来令皮肤水润美丽。

补水，首先要健脾

脾胃功能正常，气血旺盛，人体细胞才能获得充足的水分，皮肤才可能滋润柔滑。

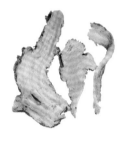

当归

当归具有补血活血、祛瘀生新的功效，能营养肌肤，使面部皮肤重现红润光泽。

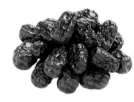

红枣

红枣是一种传统补益食材，食枣可养血、益气。鲜枣营养丰富，维生素C含量非常高，更被人们称为"天然维生素丸"。

滋养肌肤，润肺为基

若肺的功能失常，失去了输布水液的能力，人体细胞就不能得到正常的润养。

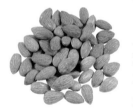

杏仁

杏仁具有生津止渴、润肺定喘的功效。其所含的单不饱和脂肪酸和维生素E具有抗氧化作用，可滋养肌肤。

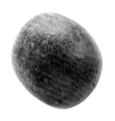

罗汉果

罗汉果具有清肺润肠的功效。罗汉果不仅能帮助排出血液中的过氧化脂质，也可以改善全身皮肤新陈代谢，进而达到补水养颜的效果。

保水，固肾是王道

除了补水，更重要的是强化肾阳的气化作用，有助于身体留住水分。

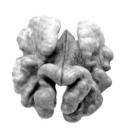

核桃

核桃富含维生素A、维生素E等营养成分，能补肾养血、润肺定喘，是乌发养颜、润肤防衰的美容佳品。

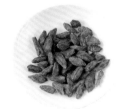

枸杞子

枸杞子能明目安神、补精气不足，常常被当作滋补调养、抗衰老的佳品。适量食用枸杞子可以提高皮肤吸收养分的能力，还能起到美白作用。

保湿润肤这样吃

黄精牛筋煲莲子

材料

牛蹄筋500克，黄精10克，莲子15克，生姜、盐、味精各适量。

做法

1. 莲子泡发，黄精、生姜洗净，生姜切片。

2. 牛蹄筋切块，入沸水氽烫后捞出沥水。

3. 煲中加入清水烧沸，放入牛蹄筋、莲子、黄精、生姜片，煲2小时后调味即可。

功效

本品可滋阴润肺、健脾益胃，更具有滋润肌肤、增强皮肤弹性、延缓衰老的美容功效。

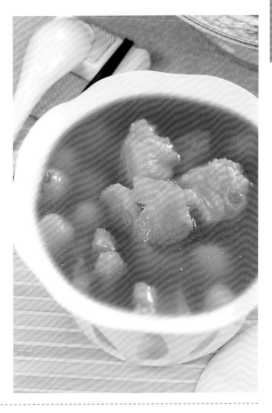

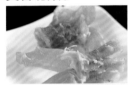

牛蹄筋含有丰富的胶原蛋白，能促进细胞新陈代谢，使皮肤更富弹性，延缓皮肤的衰老。

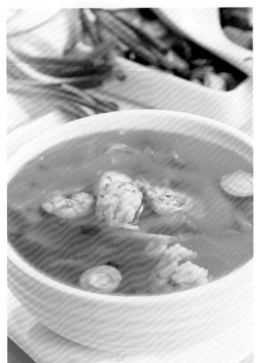

清补养颜汤

材料

莲子10克，虾仁15克，北沙参15克，玉竹15克，桂圆肉10克，枸杞子15克，冰糖适量。

做法

1. 将药材洗净；莲子洗净，去芯备用。

2. 将莲子、虾仁、北沙参、玉竹、桂圆肉、枸杞子放入煲中，加适量水，以小火煲约40分钟，再加冰糖调味即可。

功效

本品具有滋阴润肤、补血养颜、抗衰老的功效，滋补效果上佳。

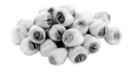

莲子可健脾养胃。

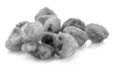

桂圆可补血养颜。

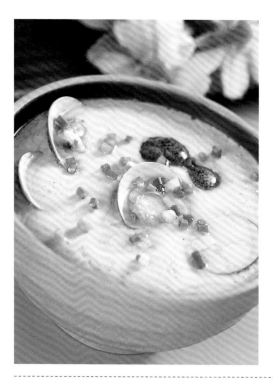

蛤蜊炖蛋

材料

蛤蜊250克，鸡蛋3个，葱花6克，盐6克，鸡精3克。

做法

1. 蛤蜊洗净，锅内加水烧沸，将蛤蜊下入锅中煮至开壳，捞出，洗净泥沙。

2. 鸡蛋打入碗中，加入盐、鸡精，搅拌均匀。

3. 将蛤蜊放入鸡蛋液中，入蒸锅蒸10分钟，起锅撒入葱花即可。

功效

本品能滋阴润燥，营养价值较高，且有很好的美肤功效。

鸡蛋可补肺养血、滋阴润燥。蛋清则可清热解毒、滋养肌肤。

阳桃紫苏梅甜汤

材料

阳桃1个，麦门冬15克，天门冬10克，紫苏梅、冰糖各适量。

做法

1. 将麦门冬、天门冬洗净后放入棉布袋；将阳桃表皮以少量的盐（材料外）搓洗，去头尾，切成片状。

2. 将阳桃、棉布袋放入锅中，加入清水以小火煮沸，加入冰糖搅拌至溶化。

3. 取出棉布袋，加入洗净的紫苏梅略煮即可关火，晾后饮用。

功效

此汤可健脾开胃、助消化，对人体有很好的滋养作用。

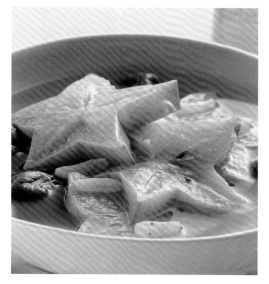

阳桃可助消化，有清热、生津的功效。

TIPS

当皮肤缺水时会发出自我保护的信号，如毛孔扩张，分泌更多的油脂来保护皮肤，导致皮肤油脂分泌过度，这种情况称为油脂性缺水。此时要注意多食水果、蔬菜，并尽量选用兼有控油、补水功效的护肤品。

醒肤抗皱

吃对瓜果，延缓衰老

时尚是女人一生的追求，拥有光滑柔嫩的肌肤更是时尚女性的不懈追求。想获得靓丽肌肤，就不得不关注防衰抗老这个大问题。针对引起皱纹的各类因素，我们其实可以合理利用生活中一些常见的瓜果来进行内外养护，以延缓皱纹的出现。

黄瓜

黄瓜汁具有美容、洁肤效果，能防止皮肤老化。

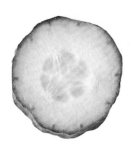

将黄瓜用榨汁机榨成汁，用棉签蘸取黄瓜汁涂脸，有皱纹处应多涂一些，约20分钟后洗净。

丝瓜

丝瓜汁能滋润皮肤、祛除斑点，使皮肤白皙、细嫩。

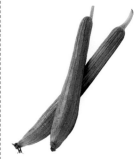

经常食用丝瓜或使用丝瓜汁擦脸，能让肌肤柔嫩、光滑，并可预防痤疮，缓解皱纹和黑色素沉淀。

草莓

草莓中的果酸、维生素、矿物质有助于美白去皱。

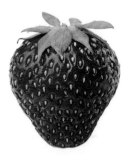

将草莓捣碎，滤渣取汁，混入鲜奶中搅拌均匀，涂于肌肤上并辅以按摩，15分钟后以清水洗净。

西红柿

西红柿中的丰富酸性汁液、维生素C和番茄红素，在肌肤抗老化和润肤美白方面都有很好的效果。

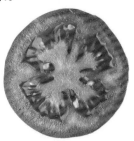

西红柿中的微量元素、膳食纤维及果胶等成分也很适合添加于保养品中，可显著增强抗老化效果。

苹果

苹果含有丰富的果糖及钙、铁、锌、磷、钾等矿物质营养成分。

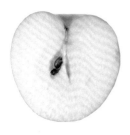

将半个苹果捣碎，加1匙蜂蜜和少许面粉，调成糊状，敷于面部，30分钟后洗净，每周1~2次。

胡萝卜

胡萝卜素能淡化色斑，减缓皮肤老化，让肌肤红润、有光泽。

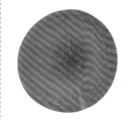

将胡萝卜搅碎成泥，加适量奶粉和橄榄油调匀成面膜，用来敷脸，约20分钟待面膜干掉后，将其洗净。

抗皱防老花草茶

五颜六色的鲜花是大自然最具灵性的赐予。如今市面上出售各种各样的花草茶，它们有着各自不同的功效。以下推荐几款有防衰抗老作用的花草茶，让我们一起进入这个五彩缤纷的花草世界吧！

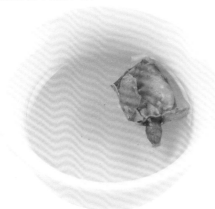

玫瑰花茶

玫瑰花茶中含有多种有益于人体的微量元素，能改善内分泌失调，促进血液循环，防止细胞老化，有助于美容养颜，但女性有便秘症状或处于经期时不宜饮用。

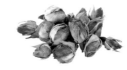

玫瑰花有疏肝解郁、活血止痛的功效。

柠檬茶

常饮柠檬茶不仅可以瘦身，使胃肠通畅，而且因其富含维生素C，对保持皮肤弹性、防止皱纹出现及美白等方面都有着很好的效果。

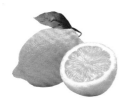

柠檬有健脾开胃、止咳化痰的功效。

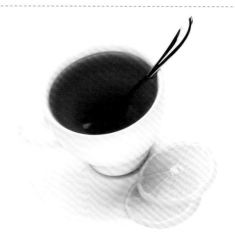

紧致肌肤吃出来

对抗衰老，不妨从"吃"上着手。肾主藏精，要想容颜年轻，首先要把肾养好。日常生活中要注意合理膳食，多吃一些黑色类补肾的食材，或者利用药材与食材搭配组合，烹饪出美味又富含营养的药膳，让肌肤"持久保鲜"。

中医认为，肾气旺盛时，肾精充盈，五脏功能运行正常。当肾气虚衰时，人就会表现出脸色暗沉、鬓发斑白、齿摇发落等衰老的症状。肾为人体先天之本，而"黑色入肾"，所以我们可以通过多食用一些黑色食品来达到养肾益精、强身健体、防衰抗老的目的。

此外，女性还可以经常吃一些富含胶原蛋白的食物，如猪蹄、猪皮等，不仅能为肌肤补充胶原蛋白，延缓衰老，还能让人面色红润。

其他抗衰食材

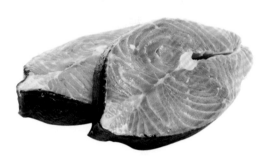

鱼肉

想要拥有年轻、紧致的肌肤，就应该经常吃点鱼肉。鱼肉中含有的营养物质能作用于表皮的肌肉，使肌肉更加紧致而富有弹性。营养专家认为，每天吃100~200克的鱼肉，能够令面部、颈部肌肤得到明显的改善。

鸡蛋

爱美的你一定知道日晒是皮肤衰老的重要原因，因为紫外线会破坏细胞结构，使肌肤快速衰老。防晒几乎是女性们随时随地都要做好的事。鸡蛋含有大量的硒元素，它可以帮助人们在面部构筑起一个天然的"防晒保护层"，有效减轻阳光对皮肤的伤害。

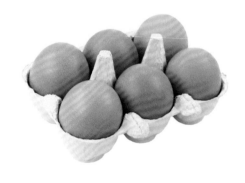

TIPS

"黑色食品"有两种含义：一是黑颜色的食品；二是粗纤维含量较高的食品。生活中较为常见的黑色食品有黑芝麻、黑豆、黑米、黑荞麦、黑葡萄、香菇、黑木耳、海带、乌鸡等。

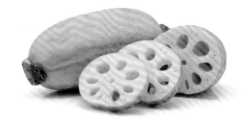

莲藕

莲藕肉质细嫩、鲜脆甘甜，既可当水果，又可做佳肴，生啖、熟食两相宜，具有很高的营养价值，既是上佳食材，也是皮肤抗衰老的有益帮手。

蜂蜜

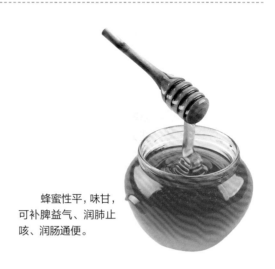

南北朝名医甄权在其《药性论》中有述："蜂蜜常服面如花红。"现代医学研究证明，长期食用蜂蜜不仅可以增进皮肤健康，促进新陈代谢，增强皮肤抗菌能力，减少色素沉积，还能改善肌肤的干燥状况，使肌肤柔嫩、白皙、细腻，对细纹、粉刺等多种皮肤问题也可以起到一定的改善作用。适量外用，也能让肌肤柔嫩、红润，富有光泽。

蜂蜜性平，味甘，可补脾益气、润肺止咳、润肠通便。

红糖

红糖实际上是一种多糖，具有强力的"解毒"功效。它能促进人体对黑色素的代谢，促使黑色素由全身的淋巴组织排出体外，从源头上阻止黑色素的生成。另外，红糖中的胡萝卜素、烟酸、氨基酸、葡萄糖等成分对细胞也具有抗氧化及修护作用，能使皮下细胞在排毒后获得新生，避免出现色素反弹，真正做到"从细胞开始美白"。

TIPS

猪皮300克，黑豆150克，红枣20克，符合个人口味的调味料适量。先将猪皮去毛，洗净，用水焯过后切块备用，然后将洗净的黑豆、红枣（去核）放入煲内煲熟，再加入猪皮煮半小时，最后放入调味料即可食用。本品有补肾健脾、润肤抗皱的功效。

醒肤抗皱这样吃

鸡骨草煲黑鱼

材料

鸡骨草200克，黑鱼1条，生姜10克，葱2根，盐3克，鸡精2克，胡椒粉2克，食用油、香油各少许。

做法

1. 黑鱼宰杀后去除内脏，洗净切块；鸡骨草用温水泡发，洗净备用；生姜去皮切片；葱择洗干净，切段。

2. 锅上火，油烧热，爆香姜片，下黑鱼块，煎至两面呈金黄色，盛出。

3. 砂锅上火，注入清水，放入姜片、鸡骨草，煮沸，煲约40分钟，再放入黑鱼块，煮至黑鱼块熟，放入盐、鸡精、胡椒粉，撒入葱段，淋上香油即可。

功效

鸡骨草可清热利湿、散瘀止痛；黑鱼可补脾利水、补肝益肾。常食此品能润肤去皱。

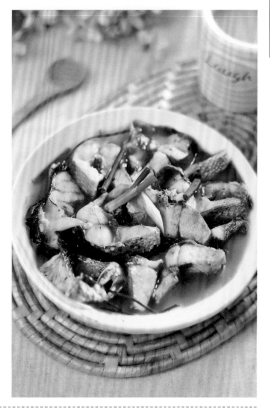

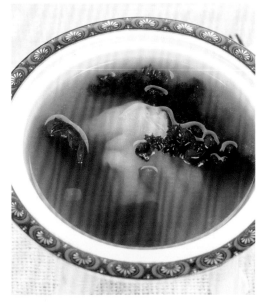

木耳海藻猪蹄汤

材料

猪蹄150克，海藻10克，黑木耳、枸杞子各少许，盐、鸡精各3克。

做法

1. 猪蹄洗净，斩块；海藻洗净，浸水片刻；黑木耳洗净，泡发撕片；枸杞子洗净泡发。

2. 锅中加水烧沸，下入猪蹄块，水沸后撇尽血沫，捞出洗净。

3. 将猪蹄块、枸杞子放入砂煲中，加适量清水，以大火烧沸，放海藻、黑木耳，改小火炖煮1.5小时，加盐、鸡精调味即可。

功效

本品能改善皮肤干燥，常食可使皮肤光滑润泽，还可改善油性皮肤的油脂过度分泌。

海藻含有丰富的蛋氨酸和胱氨酸。

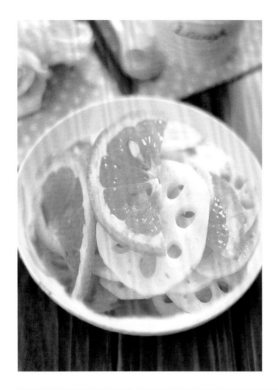

橙子藕片

材料

莲藕300克，橙子1个，橙汁20毫升。

做法

1. 莲藕去皮，切成薄片；橙子洗净，切成片。

2. 锅中加水烧沸，下入藕片煮熟，捞出。

3. 将莲藕片与橙片在碗中拌匀，再加入橙汁即可。

功效

本品可补益气血、增强人体免疫力，常食能使肌肤红润有光泽。

橙子可使肌肤白皙润泽，能防衰抗老。

莲藕富含维生素及铁、钙等矿物质。

桂圆枸杞冰糖饮

材料

干桂圆200克，枸杞子30克，冰糖适量。

做法

1. 枸杞子洗净，干桂圆去壳备用。

2. 锅中加水烧沸，先下入桂圆肉、冰糖煮10分钟。

3. 撒入枸杞子，略煮2分钟后关火即可。

功效

本品可使女性面色红润，常食可美白养颜、防衰老。

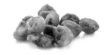

桂圆肉营养丰富，是女性常用进补食材。

枸杞子能维持细胞活性，有效抗衰防老。

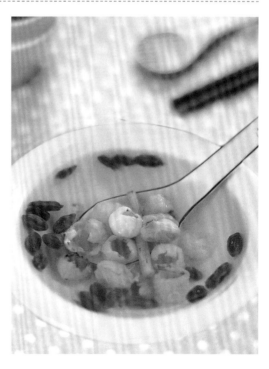

TIPS

取柔软且温热的米饭揉成团，放在面部轻揉，可以把皮肤毛孔内的油脂、污物吸出，然后用清水洗净，这样可使面部皮肤光滑，减少皱纹。

祛斑消痘
营养面膜在家做

中草药面膜是以中草药为主要成分，用其粉末或煎液、提取液等，适当添加辅助成分，直接调成糊状涂抹于面部、颈部形成膜状，停留一定时间后洗去或者揭去。药物面膜在改善暗疮、黄褐斑等方面都有一定的效果。

绿豆粉　祛痘、美白

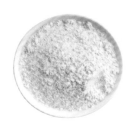

取绿豆粉、白芷、珍珠粉、甘草各5克，白芷、甘草研磨成粉，四者混合调匀，加适量蜂蜜、牛奶、蛋清调和均匀，将其涂抹在脸上，待20分钟后洗净。

珍珠粉　改善细纹

取珍珠粉3克，蜂蜜5毫升，搅拌均匀后涂于面部，20分钟后洗净。

芦荟　抗菌、消炎

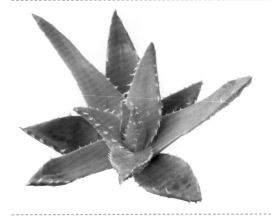

取鲜芦荟100克，蜂蜜10毫升，将芦荟片放入锅中，加水500毫升煮沸后再以小火煮15分钟，滤渣取汁，待温后调入蜂蜜，涂抹于面部，停留10分钟左右即可洗去。以鲜芦荟切片涂抹青春痘，每日1次，可缓解青春痘症状。

辅助药物选择

病症	可选材料
痤疮	薄荷、冰片、芦荟等，可抑制皮脂分泌
抗衰老	珍珠粉、蜂王浆等，可促进细胞代谢
色斑	白芷、茯苓、银耳等，可退斑增白

茯苓　祛斑、美白

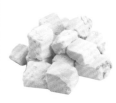

取银耳、黄芪、白芷、茯苓、玉竹各5克研磨成粉，配5克面粉，加水调和成糊状，将其敷在脸上，30分钟后洗净。

中药调气血，让肌肤重获新生

中医认为，女性以血为本，血为气之母，气为血之帅；气为阳，血为阴，血无气则无以化，气无血则无以生。月经有规律、经量适中的女子，大多肌肤润泽，容貌娇艳，身体也健美。反之，月经周期紊乱、患有痛经等妇科病的女性，因气血不足或气血运行不畅，常常体弱多病，肌肤也变得粗糙，面色无华，缺乏青春健美的神韵和风采。若想从根本上改善女性肤质，宜采用以下中药材来补肾益气、活血调经。

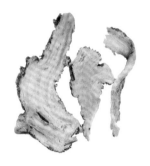

当归

当归被称为"妇科圣药"，一般用于血虚萎黄、晕眩心悸、月经不调、闭经痛经、虚寒腹痛、肠燥便秘等病症。对女性经、带、胎、产导致的各种病症都有很好的治疗效果。

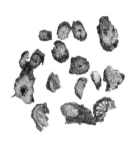

丹参

丹参具有活血凉血、祛瘀止痛、清心安神的作用，常常与川芎配伍来治疗症瘕痞块，以及月经不调、闭经、痛经等症。

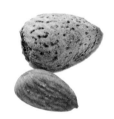

桃仁

桃仁具有破血行瘀、润燥滑肠的作用，常用于治疗闭经、痛经、症瘕痞块等症。

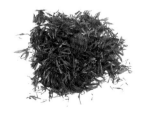

红花

红花又名草红，具有活血通经、祛瘀止痛的作用，常用于治疗闭经、痛经、恶露不尽等症。

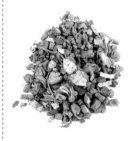

牛膝

牛膝具有活血散瘀的功效，常用于治疗腰膝酸痛、闭经、痛经、产后血瘀腹痛、咽喉肿痛等症。

警惕生活中的"斑点"陷阱

引发女性皮肤长斑的原因众多，其中内部原因有：压力过大、激素分泌失调、新陈代谢缓慢、误用化妆品等；外部原因有：遗传基因、紫外线照射及不良的护肤习惯等。因此，就要针对不同的原因，选择适当的祛斑方法。总的来说，要想"零"斑点，就必须注意两点：一是要养成好的生活习惯，远离"斑点"陷阱；二是要注重饮食调理，重获洁净容颜。

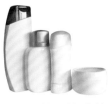

选择适合自己的化妆品，预防色素沉着

现代女性几乎离不开化妆品的陪伴。化妆品要使用得当，适合自己的才是最好的。使用了不适合自己皮肤的化妆品，易导致皮肤过敏，若同时过量照射紫外线，皮肤会为了抵御外界侵害，在有炎症的部位聚集黑色素，这样会出现色素沉着的问题。

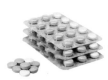

尽量避免长期服用避孕药等激素类药物

避孕药等激素类药物中所含的激素，会刺激黑色素细胞的分泌而形成不均匀的斑点。这些因药物而形成的斑点，虽然在服药中断后不会再出现，但仍会在皮肤上停留很长一段时间。因此，想要脸上无斑，就要尽量减少服用避孕药等激素类药物。

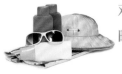

对抗紫外线，拒绝暗沉和斑点

紫外线的强烈照射也是让皮肤长斑的重要因素。因此，无论是春夏秋冬或者屋内屋外，都不能忽视紫外线的侵害。

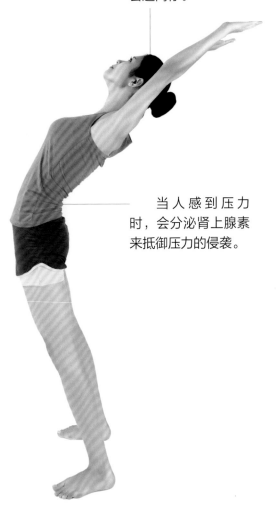

懂得释放压力，做快乐女人，斑点才会远离你。

当人感到压力时，会分泌肾上腺素来抵御压力的侵袭。

如果长期受到压力的困扰，人体新陈代谢的平衡就会遭到破坏，皮肤所需的营养供应趋于缓慢，色素母细胞就会变得很活跃，容易出现长斑现象。

祛斑消痘这样吃

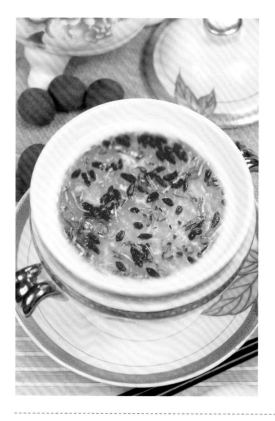

玫瑰枸杞养颜羹

材料

玫瑰20克，醪糟1瓶，枸杞子、杏脯、葡萄干各10克，玫瑰露酒50毫升，白糖10克，醋少许，淀粉20克。

做法

1. 玫瑰洗净，切丝备用；枸杞子、杏脯、葡萄干分别洗净，备用。

2. 锅中加水烧开，放入玫瑰露酒、白糖、醋、醪糟、枸杞子、杏脯、葡萄干，煮开。

3. 用淀粉勾芡，撒上玫瑰花丝即成。

功效

本品中的醪糟有活血化瘀、益气补血的功效；葡萄干富含维生素E和多种矿物质，能美白养颜、淡化色斑。

玫瑰花能理气活血、疏肝解郁、润肤养颜，尤其对女性痛经、月经不调、色斑有一定的辅助治疗功效。

红豆沙

材料

红豆150克，百合10克，枸杞子10克，冰糖25克。

做法

1. 红豆洗净泡发，百合、枸杞子洗净。

2. 锅中加水烧开，下入红豆煲至软烂。

3. 下入百合、枸杞子、冰糖，煲10分钟即可。

功效

本品能补血养颜、滋润肌肤，促进皮肤细胞新陈代谢，减缓细胞老化，有助于消除青春痘。

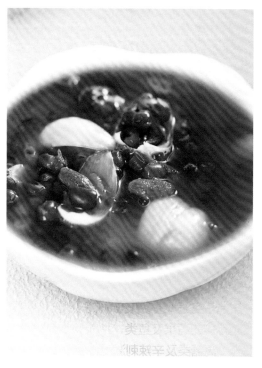

红豆能利水消肿，常食可起到瘦身功效。

枸杞子能滋补肝肾，常吃有助于祛斑。

元气小火锅

材料

鸡骨高汤1000毫升，西红柿100克，玉米100克，杏鲍菇60克，猪肉薄片100克，蛋饺120克，鹌鹑蛋50克，鱼板75克，茼蒿150克，生地黄5克，西洋参5克，天门冬15克，盐2小匙。

做法

1. 将全部药材放入棉布袋并置入锅中，倒入鸡骨高汤，以小火煮沸，续煮约5分钟后关火，滤取汤汁即成药膳高汤。

2. 将全部食材洗净，西红柿去蒂切片；玉米切小段；鱼板切片。

3. 将全部食材放入小火锅内，倒入药膳高汤煮沸，加盐调味后即可食用。

功效

本品营养丰富，对红肿的痘痘有消肿作用，可改善痤疮。

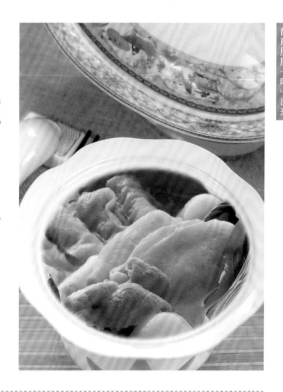

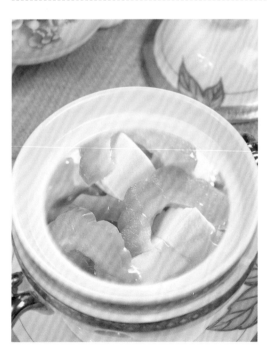

苦瓜炖豆腐

材料

苦瓜250克，豆腐200克，食用油、盐、酱油、葱花、高汤、香油各适量。

做法

1. 苦瓜洗净，去籽，切片；豆腐切块。

2. 油锅烧热，将苦瓜片倒入锅内煸炒，加盐、酱油、葱花等佐料，添高汤。

3. 放入豆腐块一起炖熟，淋香油调味即可。

功效

苦瓜与豆腐同食，能改善青春痘，缓解皮肤干燥及痤疮疔疖。

苦瓜可清热泻火、明目解毒、利尿凉血。

TIPS

青春痘通常是由皮肤油脂分泌过多引起的，故饮食宜清淡，以减少油脂的摄入。多吃一些新鲜的蔬果及鱼类、猪瘦肉、鸡肉、谷类食物，饮食定时定量，保证大便通畅；减少脂类、高糖类及辛辣刺激类食物的摄入，远离油炸食品及咖啡、酒精等。

美白退黑
美白蔬菜,让你的肌肤光洁无瑕

　　提到美容,很多人首先想到的是去美容院。其实,只要能经常食用蔬菜、吃对蔬菜,照样能让你的肌肤光彩照人,你一定得知道,以下的蔬菜当属美白能手。

胡萝卜

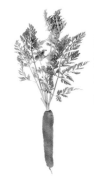

　　胡萝卜含有丰富的果胶物质,可与汞结合并促进其排出,使人体里的有害成分得以排除,让肌肤看起来更加细腻红润。

黄瓜

　　黄瓜含有大量的维生素和膳食纤维,还有丰富的果酸,能清洁、美白肌肤,消除雀斑,缓解皮肤过敏。

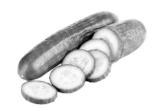

　　黄瓜所含热量不高,其汁液也可清降火气、排毒养颜。

白萝卜

　　白萝卜富含维生素C,后者作为抗氧化剂能抑制黑色素的合成,还能防止黑色素沉积。

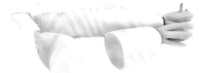

豌豆

　　豌豆富含的维生素A原在体内转化为维生素A后,有助于润泽皮肤。

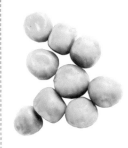

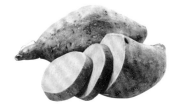

红薯

　　红薯中的维生素A含量与胡萝卜相近,常食能降低胆固醇。
　　红薯含有大量黏蛋白,维生素C含量也很丰富,适量食用,能够美白肌肤。

给你惊喜的美白食疗方

除了要多吃美白蔬菜来抵抗顽固紫外线、扫除黑色素，美白食疗也是一个很不错的方法。很多药材、食材都有美白的功效，如果能把它们合理地搭配在一起，定会让你收到意想不到的效果。对女性来说，多吃红枣、枸杞子、玉竹、白芷等做成的美食，能起到很好的美白效果。

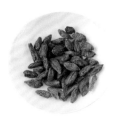

枸杞子

枸杞子可滋肾、润肺、补肝及明目，还能加快血液循环。

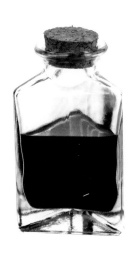

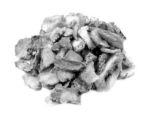

玉竹

玉竹可滋阴生津、润肺养神，让胃肠充分吸收养分，使女性脸上的肌肤变得粉嫩姣好。

醋

洗完手后用醋在手上敷一层，保持20分钟，能起到美白作用。

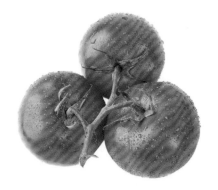

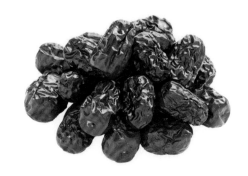

西红柿

西红柿适合脾胃虚弱人士食用，且具有美白功效，常吃西红柿或是拿西红柿切片来敷脸，都能起到美白功效。

红枣

红枣补中益气，尤其适合血虚的女性食用，其富含的维生素A和维生素C，也有助于美白。

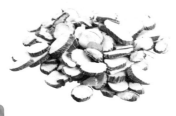

白芷

　　白芷可缓解皮肤湿气，也可排脓、解毒，配合其他美白食材能有效修复及清除黑色素，起到很好的美白作用。

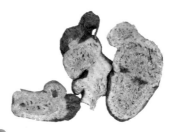

白术

　　白术可补肺益气、燥湿利水、健胃镇静，有助于缓解脾虚水肿，让肌肤变得更光洁。

四大美白食物

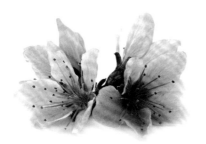

桃花

　　作为养颜护肤的佳品，桃花富含铁，能使人面色桃红，其所含有的山柰酚、香豆精具有祛除黄褐斑的功效。

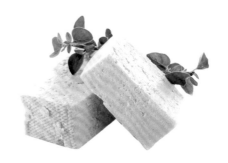

豆腐

　　豆腐能保湿和嫩白肌肤，所含的植物雌激素能保护细胞不被氧化，若外用能直接锁住肌肤表层水分，让皮肤细腻动人。

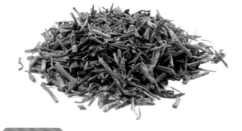

龙胆草

　　龙胆草具有舒缓、镇静及滋润肌肤的功效，经精细提取后的龙胆草萃取液常被用于护肤品中，兼具美白与保湿的功效。

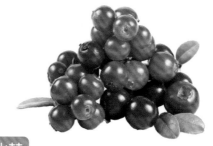

火棘

　　火棘是美白佳品，可抑制"组胺"刺激色素母细胞产生黑色素，也适用于淡化黑色素和保湿，令皮肤细腻、柔滑。

美白退黑这样吃

青豆党参排骨汤

材料

排骨100克，青豆50克，党参25克，盐适量。

做法

1. 青豆洗净；党参洗净并泡发切段。

2. 排骨洗净斩块，氽烫后捞起备用。

3. 将青豆、党参、排骨块放入煲内，加水煮沸后以小火煮约45分钟，再加盐调味即可。

功效

本品有助于改善皮肤粗糙、暗黄，还可增强体质，改善神疲乏力、精神萎靡等症状。

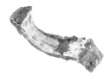

排骨有补脾、润肠胃、生津液、丰机体、泽皮肤的作用。

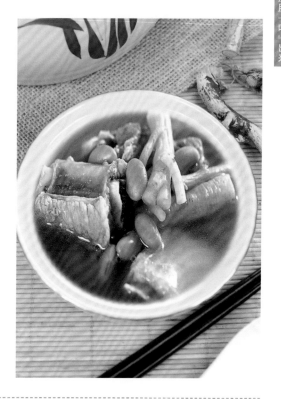

猪皮花生眉豆汤

材料

猪皮120克，花生、眉豆各30克，生姜、盐、鸡精、水、高汤各适量。

做法

1. 猪皮去毛洗净，切块；生姜洗净，去皮切片；花生、眉豆洗净，加清水略泡。

2. 在锅中注水，烧开后加入猪皮块氽透，捞出沥水。

3. 往砂煲内注入高汤，加入猪皮块、花生、眉豆、姜片，小火煲2小时后调入盐、鸡精即可。

功效

猪皮含有较多的胶原蛋白，可有一定延缓衰老的作用。

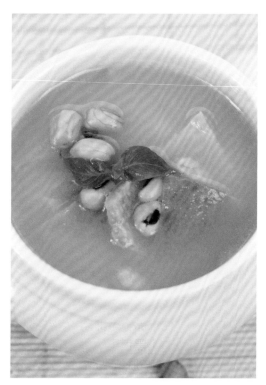

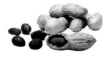

花生能通便、排肠毒、抗老化、补气血、滋润皮肤。

通络美颜汤

桑寄生50克，竹茹10克，红枣8枚，鸡蛋2个，冰糖适量。

做法

1. 桑寄生、竹茹洗净；红枣洗净，去核备用。

2. 将鸡蛋用水煮熟，去壳备用。

3. 将桑寄生、竹茹、红枣放入煲中，加水以小火煲约90分钟，放入鸡蛋，再加入冰糖煮沸即可。

功效

桑寄生可补肝肾、养气血，适用于肝肾不足引起的面色暗沉、皮肤干燥；常食本品可改善面色。

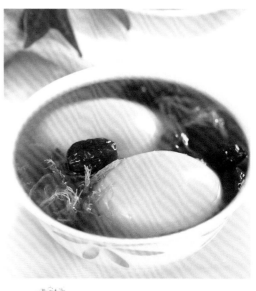

竹茹可滋阴清热、美容润肤，对色素沉着、皮肤暗沉及痘印均有一定的疗效。

粉葛煲花豆

材料

粉葛200克，花豆20克，生姜5克，白糖15克。

做法

1. 粉葛去皮，切成小段；生姜去皮，切片；花豆泡发，洗净。

2. 煲中加适量水烧开，放入花豆、粉葛段、姜片，以大火煲40分钟。

3. 快煲好时，放入白糖再煲10分钟，至粉葛段、花豆熟透，即可盛出食用。

功效

粉葛富含天然雌激素，能嫩白皮肤、美白养颜，还能刺激乳腺细胞生长，有一定的丰胸效果。

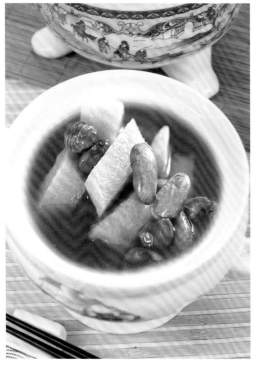

花豆富含膳食纤维和多种维生素，也可排毒养颜。

TIPS

猕猴桃、橙子、苹果、草莓、胡萝卜、燕麦、花生、青椒等都是不错的抗氧化兼美白食物。

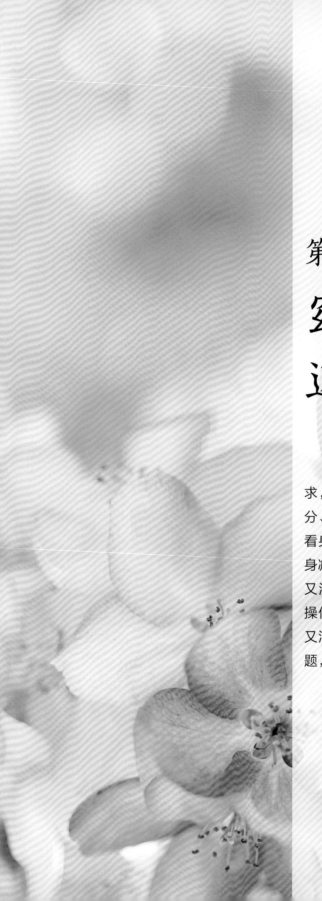

第二章
窈窕身材
这样养

　　瘦身与美白一样，是女人永恒的追求，与其拿自己当小白鼠，尝试各种成分、药性如重重迷雾的减肥药，不如看看身边的蔬菜瓜果与药材。用本草来瘦身减肥，古已有之，它既无手术的风险，又没有药性副作用之忧，且取材方便，操作简单。最重要的是，这种方法治标又治本，能够帮你由内到外解决瘦身难题，且将瘦身成果保持下去。

瘦脸

咀嚼方式影响脸形

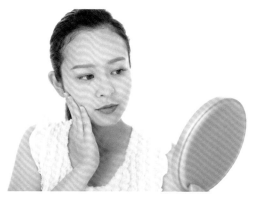

很多人都会忽略咀嚼方式对脸形的意义，其实在咀嚼食物时，牙齿的动作会使整个口腔的肌肉活动起来，有助于塑造脸形。正确的咀嚼方法是：每一口食物都在牙齿两侧各细嚼15下，而且要轻嚼慢咽，这样不仅能让食物更好地被消化，还能让脸形变得越来越立体。

细嚼慢咽不仅利于食物消化，
也会让咬肌得到均衡锻炼。

高钾食材助益瘦脸

想瘦脸，除了要进行一系列的面部强化运动，如咀嚼、按摩，适当食用具有瘦脸功效的食材，也会让瘦脸效果更明显。如食物中的钾元素就可以促进体内新陈代谢，深受女性青睐的高钾瘦脸食材大致有以下几种。

豆苗

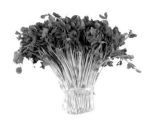

豆苗富含有助于消除水肿的钾元素，食豆苗也可促进新陈代谢。豆苗是促进口腔健康的优质食物。

柿干

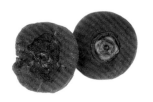

柿干可以当零食，又能拿来作烹饪食材，柿干软硬适中，适口又耐嚼，适当食用可增加口腔活动。

鱼干

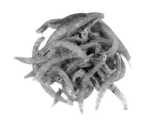

柴鱼等鱼类制成的鱼干都是含钾元素非常高的食物，嚼劲十足，美味、营养，且兼具瘦脸功效。

本草瘦脸这样吃

西芹山药木瓜

材料

西芹300克，山药200克，木瓜200克，盐4克，味精1克，食用油适量。

做法

1. 将西芹洗净，切小段；木瓜去皮去籽，切块；山药去皮，切块。

2. 锅置火上，加水烧开，下入西芹段、木瓜块、山药块，稍汆后捞出沥水。

3. 锅上火，加油烧热，下入所有材料、调味料，一起炒至入味即可。

功效

木瓜可消脂减肥，与山药同食，还可预防营养不良，起到滋润皮肤、减少面部色素沉着的作用。

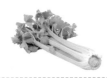

西芹含有利尿成分，可消除体内水钠潴留，具有一定的瘦脸功效。

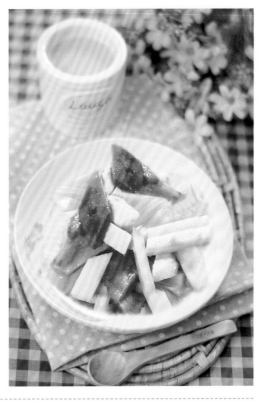

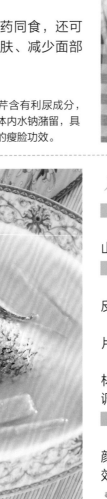

木瓜鲤鱼汤

材料

木瓜300克，鲤鱼500克，生姜2片，山药适量，盐5克，食用油适量。

做法

1. 木瓜去皮去籽，切块；山药洗净去皮，切块，以清水浸泡1小时。

2. 鲤鱼收拾干净，炒锅下油，爆香姜片，将鲤鱼两面煎至金黄色。

3. 在瓦煲内加清水，煮沸后加入上述材料，大火煮沸后，改小火煲2小时，加盐调味即可。

功效

本品可补脾健胃、利水消肿、排毒养颜，有利于消除面部水肿，有一定的瘦脸效果。

木瓜所含的果胶是优良的通便剂，能起到排毒美肤的作用。

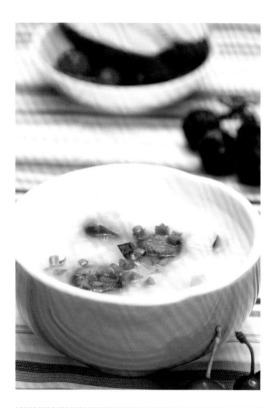

山楂苹果粳米粥

材料

粳米100克，山楂干20克，苹果50克，冰糖5克，葱花少许。

做法

1. 粳米淘洗干净，用清水浸泡；苹果洗净，切小块；山楂干用温水稍泡后洗净。

2. 锅置火上，放入粳米，加适量清水煮至八成熟。

3. 放入苹果、山楂干煮至米软烂，放入冰糖熬溶后调匀，撒上葱花即可。

功效

本品能加速体内脂肪代谢、排出毒素，达到美容减肥的效果。

山楂所含的脂肪酶可促进脂肪分解，达到瘦脸减肥的效果。

茯苓清菊茶

材料

菊花5克，茯苓7克，绿茶2克。

做法

1. 将茯苓洗净，磨粉备用；菊花、绿茶洗净。

2. 将茯苓粉、菊花、绿茶放入杯中，用300毫升左右的开水冲泡即可。

功效

茯苓利水渗湿，与菊花、绿茶合用，能有效消除面部水肿。

菊花可散风清热。

绿茶可瘦身排毒。

TIPS

绿豆薏仁粥也是一款很好的瘦脸餐。中医认为，绿豆和薏苡仁都有非常好的利尿、改善水肿之功，薏苡仁本身就具有美白的功效，可以预防脸上斑点的产生；绿豆则有清热解毒的功效，有助于排出体内毒素。

瘦身

健康瘦身不反弹

说起减肥，节食恐怕是人们最先想到的方法了。长时间节食，确实会让体重减轻，但是一旦恢复正常的饮食习惯，就很容易在体重上出现反弹。其实减肥可以很简单，而且不会损害健康。要知道影响减肥的最大问题就是"肝郁"和"脾虚"。肝郁使胆汁分泌不足，脾虚使胰腺功能减弱，而胆汁与胰腺对消除人体多余脂肪意义重大。解决了"肝郁"和"脾虚"问题，瘦身才能不反弹。

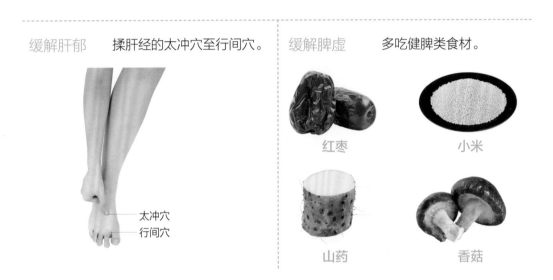

缓解肝郁　　揉肝经的太冲穴至行间穴。

太冲穴
行间穴

缓解脾虚　　多吃健脾类食材。

红枣　　　　小米

山药　　　　香菇

简单减肥法——瘦身花草茶

花草茶可以单独冲饮或搭配其他食材混合饮用，亦可以根据不同体质搭配出功效各异的瘦身茶饮方，长期坚持喝花草茶会得到意想不到的减肥效果。

花草茶名称	材料	功效
牡丹茶	牡丹花	清热、凉血、活血、清瘀
桃花茶	桃花	美容养颜、减肥瘦身
茉莉茶	茉莉花	改善睡眠、稳定情绪、改善焦虑
百合花茶	百合花	清理肠胃、帮助排毒、缓解便秘
金盏花茶	金盏花	提神醒脑、清热祛火
薄荷茶	薄荷叶	去油解腻、降糖降脂、瘦身塑形
决明子茶	决明子	促肠蠕动、缓解便秘

瘦身膳食宜忌

宜平衡膳食

平衡膳食是指人们每天所吃的食物应该多样化，这些食物大体可分为五大类，每一类要达到一定的数量，才能满足人体对各种营养的需要，达到合理摄入营养、促进健康的目的。第一类是谷类和薯类，第二类是水果和蔬菜，第三类是鱼、禽、肉、蛋等动物性食物，第四类是乳制品类和豆类食物，第五类为烹调油和盐。如果膳食搭配失衡，就会造成营养比例失调，使人体营养不良或肥胖。

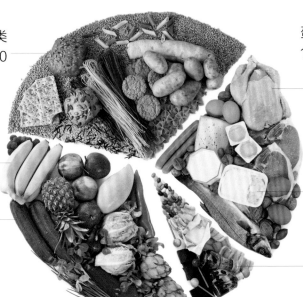

谷类和薯类食物250～400克/日。

水果类食物200～400克/日。

蔬菜类食物300～500克/日。

鱼、禽、肉、蛋等动物性食物125～225克/日。

相当于30～50克的乳制品类或豆制品。

烹饪油25～30克/日。

晚餐宜吃八分饱

俗话说"早上吃好、中午吃饱、晚上吃少"。若晚上吃太饱，体内多余热量在胰岛素的作用下会大量合成脂肪，导致肥胖。同样的进食量，在人体胰岛素分泌较少的早晨不易转化为脂肪，在分泌旺盛的夜间就容易变成脂肪囤积起来。

忌刻意节食或断食

断食法有很多种，有的是完全断食，只喝水，几乎就是"绝食"；有的则在断食期间，喝一些特制的清汤、果汁、蜂蜜、糖水或调配的饮品等，依靠不断提供葡萄糖，使人体在断食期间不至于虚脱。须知这些减肥方法均不是明智之举，人体各组织器官必须保持新陈代谢以维持生命，中断食物来源，很容易使人罹患胃溃疡或十二指肠溃疡，且断食结束恢复进食时，体重也容易反弹。

本草瘦身这样吃

茶鸡竹笋汤

材料

鸡腿2只，竹笋600克，乌龙茶叶15克，盐适量，水1500毫升。

做法

1. 鸡腿洗净剁块，竹笋洗净切块。
2. 将鸡腿块下入沸水中氽烫，捞出。
3. 将鸡腿块、竹笋块、乌龙茶叶和水装入炖盅，以小火隔水炖2小时，最后加盐调味即可。

功效

本品中的鸡肉温中补脾，乌龙茶可分解脂肪，具有不错的减肥功效。

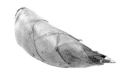

竹笋中脂肪、淀粉含量很少，属天然低脂、低热量食品，是健康瘦身食材。

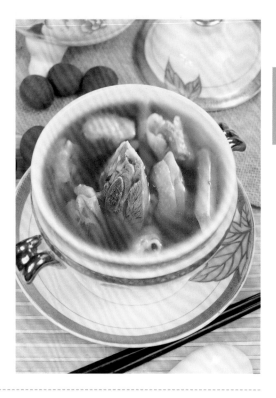

鱼头煮冬瓜

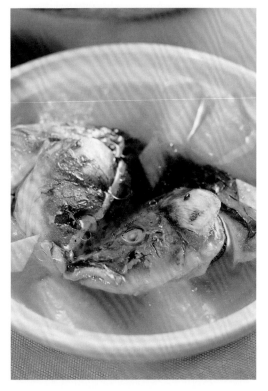

材料

鱼头1个，冬瓜100克，茯苓25克，盐3克，味精5克，生姜片适量。

做法

1. 将鱼头洗净，去鳃；冬瓜去皮，去瓤，切成块。
2. 把锅放在小火上，放入鱼头、冬瓜块、茯苓、生姜片，加水煮沸。
3. 待食材熟透后，调味即成。

功效

本品可利水渗湿、除烦止渴，多种食材搭配后有减肥瘦身的效果。

茯苓可健脾、安神。

冬瓜可利水消肿。

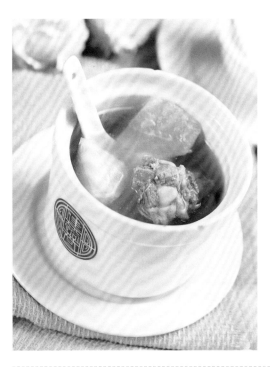

萝卜排骨汤

材料

排骨180克，萝卜50克，茯苓30克，鸡精适量，盐2克。

做法

1. 将排骨斩成块，洗净，焯水；萝卜洗净，切块。

2. 将排骨块、萝卜块、茯苓放入炖盅内，加适量清水，用中火隔水炖2小时。

3. 放入调味料即可。

功效

本品能利水渗湿、健脾，具有一定的滋阴、瘦身功效。

萝卜、排骨能补肾养血、滋阴润燥。

藕节萝卜排骨汤

材料

排骨500克，藕200克，胡萝卜150克，白术20克，生姜片5克，盐5克。

做法

1. 藕去皮，洗净，切块；胡萝卜洗净，切块。

2. 将排骨斩成块，洗净，焯水。

3. 在瓦煲内倒入清水，煮沸后放入藕块、胡萝卜块、排骨块、白术、生姜片，大火煮沸后，改用小火煲3小时，加盐调味即可。

功效

白术燥湿利水，与藕合用具有健脾益胃、祛湿瘦身的功效。

藕清热生津、健脾开胃，能减少身体对脂类物质的吸收。

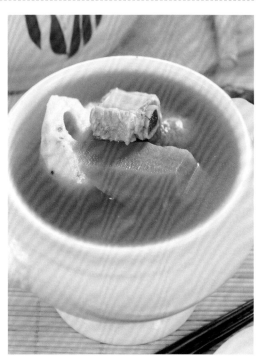

TIPS

日常应清淡饮食，注意细嚼慢咽，避免暴饮暴食；坚持合理的饮食计划，少吃油煎食物和甜品，增加蔬菜摄取量。同时加强锻炼，增加机体对热量的消耗，这对保持苗条身材很有帮助。

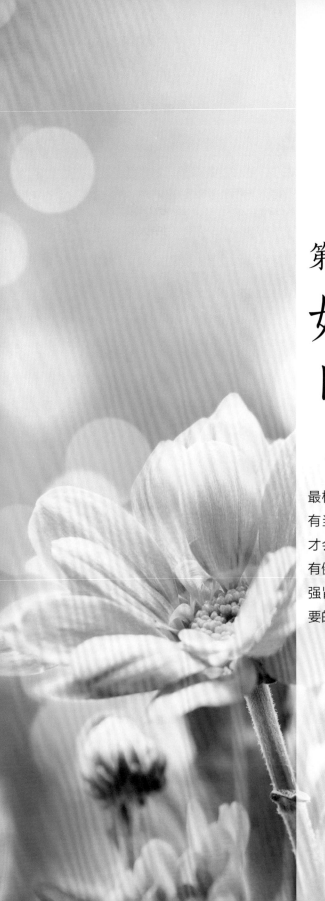

第三章
好气色要靠日常保养

　　女性想要拥有明眸皓齿、花颜雪肤，最根本的方法就是让气血运转起来，只有当气血在身体里流动时，粉嫩的光泽才会尽显在脸上。当然，这一切都需要有健康的脏腑作为后盾，所以养心、暖肝、强肾、润肺、健脾、护胃，这些都是必要的保养功课。

滋补气血
女性养颜必有气

好气色能为女人增添不少光彩，我们常夸人"面带红光"，这便是一种气色充盈的外在表现。然而，在现实生活中，我们也常常听到不少女性感叹自己的气色不佳，并且女人有着特殊的生理周期，随着年龄渐长，容颜衰老，气色也极易变差。

中医认为，导致女人气色不好的原因很多，如肝胆变化、气血不足、肾气亏虚等。对于面色萎黄的人，《本草纲目》中提供了很多对症的药材，如当归、桂圆、红枣等。

人群类型	表现	补养建议
阴虚内热	面色潮红，并伴有心烦、盗汗、失眠、手心或足心发热等症	注意饮食中营养的搭配，并注意休息好
营养不良或贫血	面色苍白或暗黄，常伴有头晕、失眠，指甲往往色淡	加强营养，多食补血的食材，如藕、乌鸡、枸杞子、海参、鲜笋等
肾气亏虚	面色暗淡无光，常伴有耳鸣、晕眩，并常觉得发冷、腰膝酸软	可选何首乌、巴戟天、鲈鱼等作为补益食材

 鸭肉

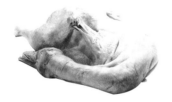

鸭肉可解除心中烦热。

莲藕

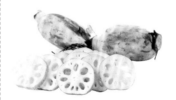

藕生吃清热，熟吃补气血。

何首乌

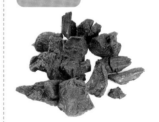

何首乌可补血益气。

巴戟天

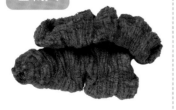

巴戟天能补元阳、安五脏。

鲈鱼

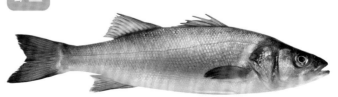

鲈鱼益筋骨、补肝益肾。

女性养颜不离血

现实生活中，女性往往一过30岁，脏腑功能就会减弱，气血功能也会随之减弱，再加上经、带、胎、产、哺，每一项都要耗损气血，所以女性更易在脸上出现气血不足的表征，如脸色苍白、口唇无华、眼圈发黑、皱纹细密等。因此，女性要有自觉补血的意识，可从食养、药养、神养等方面入手。

认识血液

细胞：包括红细胞、白细胞及血小板等。

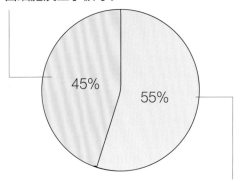

45%

55%

血浆：其中90%是水，7%～8%是血浆蛋白，其余为营养物质。

TIPS

女性在经期若失血过多，会使血液中的营养成分如血浆蛋白、钾、铁、钙、镁等流失。因此，在月经结束后的1～5日内，应多补充蛋白质、矿物质及补血的食品，如牛奶、鸡蛋、鹌鹑蛋、牛肉、羊肉、菠菜、樱桃、桂圆、荔枝、胡萝卜等，不仅能补血，而且还有美容作用。

食养　补血养血最适用

食养，要均衡摄入动物肝脏、蛋黄、谷类等富含铁质的食物；同时，也要充分摄入维生素C，这有助于辅助人体对铁质的吸收，优化造血功能。蛋白质、叶酸、维生素B_1都是"造血原料"，含有这类物质的食材也应多吃。

补血食材：豆制品、动物肝脏、鱼、虾、鸡肉、蛋类、红枣、红糖、黑木耳、桑葚、花生、黑芝麻、核桃仁。

药养　对症施药，调出好气色

药养即食用以具有养血、补血、活血功效的药材烹制的药膳。

常用的补养气血药材：黄芪、人参、党参、当归、白芍、熟地黄、丹参、何首乌、枸杞子、阿胶、红枣、桂圆、乌鸡。

神养　身心健康，促进骨髓造血功能

中医认为，若情志不畅、肝气郁结，易使血液耗损。所以，女性保养气血宜心平气和，不宜伤心动怒、悲观忧郁。

睡养　美丽是睡出来的

所谓睡养，便是要求人生活规律、起居有时、劳逸结合、娱乐有度、性生活有节、睡眠充足，这些对女性的身体健康及抗老防衰都会有很大的帮助。

补气养血，让肌肤白里透红

女人如花，气血不足便犹如花朵失去了水分给养而慢慢枯萎，所以在月经期、怀孕期、生产期这些关键阶段，女性更要懂得加倍呵护自己。

贫血滋养方

对于贫血的女性来说，可以买点生姜，切上薄薄的几片放入杯中，然后加上适量红糖、两枚红枣与几粒桂圆，用沸水冲泡，时常饮用对身体有很好的滋养作用。

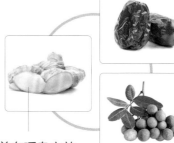

红枣、桂圆可补血养颜。

生姜有暖身之效。

适量吃肉，面色红润

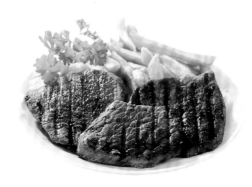

女性要想保持娇嫩容颜，焕发活力神采，就要适量食用既有养颜功效又不易导致发胖的红肉。所谓红肉就是牛肉、羊肉，牛肉补脾胃、益气血、强壮筋骨；羊肉温中暖肾、补益气血，都是女性补养身体的佳品。牛肉富含铁质，每天进食100克左右能让女性面色红润、精力充沛。

补养气血常用中药材

药材名称	功用
人参	大补元气、补肺益脾、生津、安神，是传统补气之品
黄芪	补气、固表、止汗，气虚汗多者最为适用
山药	补肺、脾、肾三脏之气阴，既是中药，又是美食
红枣	补气健脾、养血安神，是生活中最常见的补养气血之品
当归	补血、活血、调经，是补血要药
西洋参	补肺降火、养胃生津、宁心安神，是阴血不足、虚烦失眠者的良药
枸杞子	滋肝补肾、益精明目、润肺补虚，对调节肝肾阴血虚弱都很有益
何首乌	补血益精，更有乌发、生发之功

补益气血这样吃

生津补血汤

材料

黄芪300克，熟地黄250克，太子参50克，天门冬100克，麦门冬150克，土茯苓50克，生姜4片，牛蛙300克，盐适量。

做法

1. 将牛蛙宰杀洗净，剁成块；所有药材洗净。
2. 将所有中药材放入煲中加清水先煲20分钟，再放入牛蛙煮熟。
3. 调入盐即可。

功效

黄芪可补气益血、固表敛汗、补体虚，与熟地黄合用有非常好的滋补气血效果。

熟地黄滋阴补血，适用于女性血虚萎黄、眩晕、心悸、失眠、月经不调。

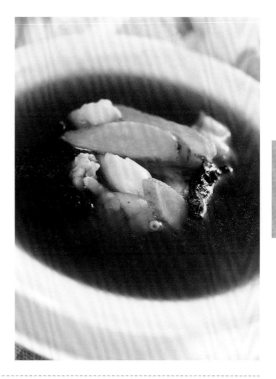

灵芝石斛鱼胶猪肉汤

材料

猪瘦肉300克，灵芝、石斛、鱼胶、枸杞子各适量，盐6克，鸡精5克。

做法

1. 猪瘦肉洗净，切块，焯水；灵芝、鱼胶、枸杞子洗净，以清水浸泡；石斛洗净，切片。
2. 将猪瘦肉块、灵芝、石斛片、鱼胶、枸杞子放入锅中，加入清水慢炖。
3. 炖至鱼胶变软散开后，调入盐和鸡精即可食用。

功效

鱼胶含有大量的胶原蛋白，具有很好的养颜抗衰、活血补血功效。

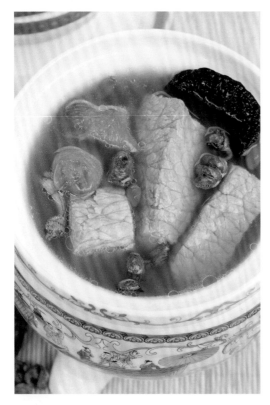

灵芝能补气安神、止咳平喘。

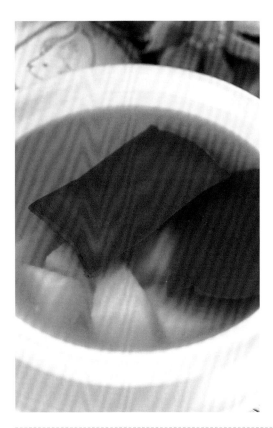

山药炖猪血

材料

猪血100克，山药、食用油、盐、味精各适量。

做法

1. 山药洗净，去皮，切片。
2. 猪血切片，放开水锅中汆一下捞出。
3. 猪血片与山药片同放另一锅内，加入食用油和适量水烧开，改用小火炖15～30分钟，加入盐、味精即可。

功效

猪血富含铁，对贫血而致的面色苍白有改善作用，具有美容养颜功效。

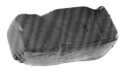

猪血味甘、苦，性温，有解毒清肠、补血美容的功效。

板栗蜜枣汤

材料

板栗100克，蜜枣4枚，桂圆肉15克，冰糖适量。

做法

1. 蜜枣去核，备用。
2. 将板栗加水略煮，取仁备用。
3. 将板栗、蜜枣、桂圆肉放入锅中，加入水，以小火煮50分钟，再加适量冰糖煮沸即可。

功效

桂圆可益气、养血安神、润肤美容；本品可用于改善贫血、失眠、神经衰弱及病后体虚等症。

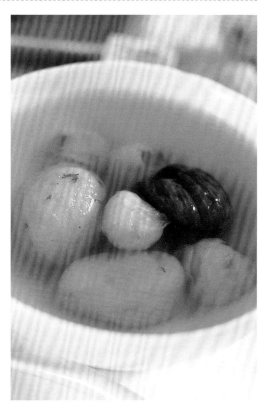

板栗可养胃健脾、补肾强筋。

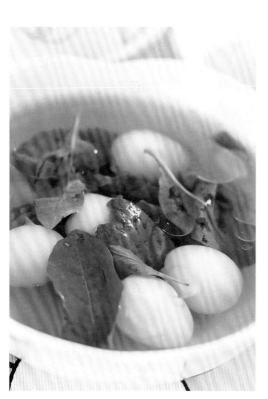

枸杞鹌鹑鸡肝汤

材料

鸡肝150克，枸杞叶10克，鹌鹑蛋150克，生姜5克，盐5克。

做法

1. 鸡肝洗净，切成片；枸杞叶洗净。

2. 鹌鹑蛋入锅中煮熟，取出，剥去蛋壳；生姜洗净，切片。

3. 将鹌鹑蛋、鸡肝、枸杞叶、生姜一起加水煮5分钟，加盐煮至入味即可。

功效

本品养肝明目、滋阴养血，对血虚引起的面色苍白、精神萎靡有很好的补益效果。

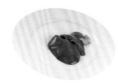

鸡肝富含铁质，能补肝肾，也是补血的常用之品。

毛血旺

材料

猪血300克，鳝鱼片150克，牛肉片50克，牛百叶50克，生姜、葱花、蒜各少许，水淀粉、盐、味精、料酒、食用油各适量。

做法

1. 将猪血、鳝鱼片、牛肉片、牛百叶改刀后焯水备用；生姜洗净，切片；蒜洗净，切碎。

2. 热油锅，下入生姜片、蒜碎炝锅，烹入料酒，加入猪血、鳝鱼片、牛肉片、牛百叶，烧至入味，加调味料，用水淀粉勾芡，撒入葱花即可。

功效

本品补中益气、强健筋骨、养血活血，适合气短体虚、贫血久病及面黄目眩者食用。

鳝鱼可补虚损、除风湿、强筋骨。

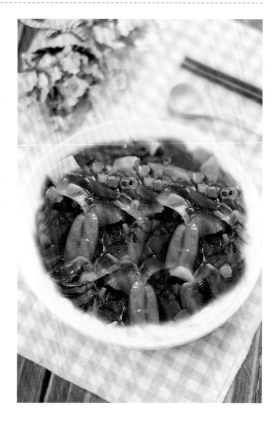

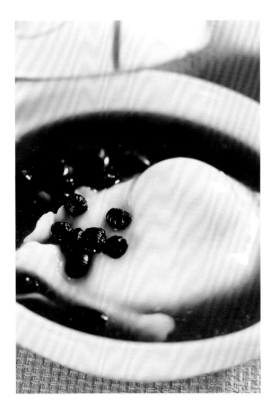

黑豆蛋酒汤

材料

黑豆60克，鸡蛋2个，米酒120毫升。

做法

1. 黑豆洗净泡发。

2. 锅内加水烧沸，打入鸡蛋煮成荷包蛋。

3. 加入黑豆一起煮至黑豆软烂，加入米酒稍煮即可。

功效

本品可润肺祛燥、补血安神、养心健脾、补肾益阴，常食能乌发、强壮身体。

黑豆具有消肿下气、活血利水、祛风除痹等作用。

参果炖瘦肉

材料

太子参100克，无花果200克，猪瘦肉25克，盐、味精各适量。

做法

1. 太子参略洗，无花果洗净。

2. 猪瘦肉洗净，切片。

3. 把猪瘦肉片、太子参、无花果放入炖盅内，加适量沸水，盖好，隔水炖约2小时，加盐、味精调味即可。

功效

此品能益气养血、健胃止泻，对面色萎黄、食欲减退、腹泻者有一定的食疗效果。

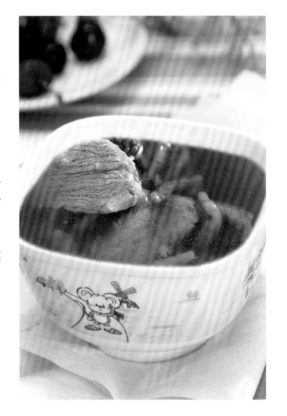

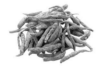

太子参可补益脾肺、益气生津。

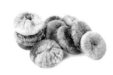

无花果可健脾止泻。

健康排毒
健康花草茶，为你清除体内垃圾

我们的身体每天都会积攒很多废弃物，如果不及时清除，就会影响健康。要想清除这些垃圾，适量饮用花草茶是既便捷又有效的方法。不同的花草茶，其排毒功效也各不相同，就让我们看一下各种花草茶的独特功效吧！

迷迭香菊花枸杞茶

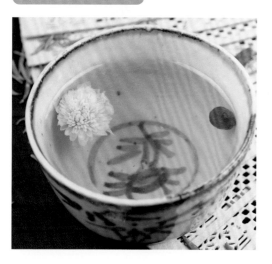

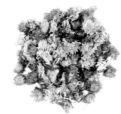

菊花具有疏风、清热明目、解毒的功效，可用于缓解头痛、眩晕、高血压、肿毒等症。

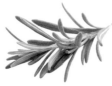

迷迭香具有调节身心、清热解毒、舒肝养肝、稳定情绪等功效，适量食用，还能改善胸闷气短、头晕疲劳等症状。

菊花决明子茶

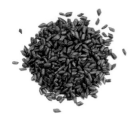

决明子能清肝、益肾、祛风、润肠、通便，可用于缓解头风头痛。

茉莉绿茶

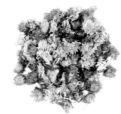

茉莉花芳香怡人，能理气解郁、辟秽和中、活血解毒、调节激素分泌。

柠檬薰衣草茶

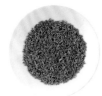

薰衣草能提神醒脑、解毒散热、消除紧张和压力，可用于缓解身体疲倦。

玫瑰花茶

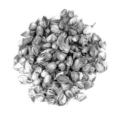

玫瑰花能美容养颜、暖胃养肝、调经活血，可用于调理内分泌失调及腰酸背痛。

本草排毒这样吃

赤豆薏芡炖鹌鹑

材料

鹌鹑2只，赤小豆25克，薏苡仁、芡实各12克，生姜3片，香油、盐、味精各适量。

做法

1. 鹌鹑洗净，去其头、爪和内脏，斩成大块。

2. 赤小豆、薏苡仁、芡实用热水泡发并淘洗干净。

3. 将鹌鹑块、赤小豆、薏苡仁、芡实、姜片放进炖盅，加入500毫升沸水，加盖隔水炖至熟烂；加入适量香油、盐、味精调味后即可。

功效

鹌鹑富含蛋白质，本品具有清热解毒、利尿通淋的功效，对小便不利、大便秘结者均有疗效。

赤小豆能利水消肿、润肠通便、排毒减肥。

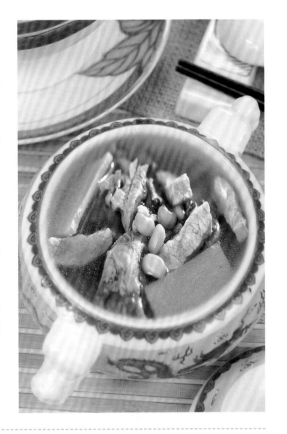

葛根荷叶土鸡汤

材料

土鸡250克，鲜葛根120克，荷叶15克，盐、味精各5克。

做法

1. 将土鸡洗净，切小块；鲜葛根去皮，洗净，切块；荷叶洗净，切丝。

2. 把土鸡块、葛根块、荷叶丝一起放入煲内，加清水适量，大火煮沸，改小火煮1小时。

3. 起锅前用盐、味精调味即可。

功效

本品清热解毒、利湿止泻，可改善身热烦渴、小便不利、大便泄泻、肠鸣腹痛等症状。

荷叶能消暑利湿、健脾，还能促进肠道蠕动、消脂排毒。

绿豆茯苓薏仁粥

材料

绿豆200克，薏苡仁200克，土茯苓15克，冰糖100克。

做法

1. 绿豆、薏苡仁淘净，放入锅中。
2. 土茯苓切成小片，放入锅中，加适量水，以大火煮开，转小火续煮30分钟。
3. 加冰糖煮溶即可。

功效

薏苡仁、土茯苓都是常用的清热利尿药，绿豆可清热解毒。此粥具有改善小便黄赤、涩痛的作用。

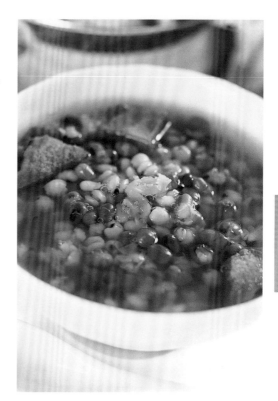

绿豆可清热解毒、消暑利尿，主治暑热烦渴、小便不利。

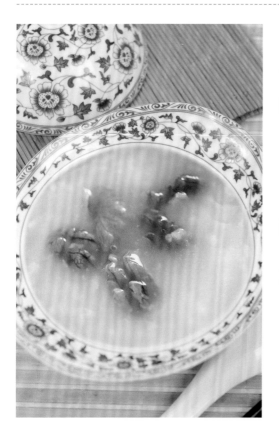

核桃仁粥

材料

粳米50克，核桃适量，白糖5克。

做法

1. 将核桃拍碎，取仁备用。
2. 将核桃仁洗净，粳米洗净泡发。
3. 将核桃仁与粳米放入锅中，加水，用大火烧开，再转小火熬煮成稀粥，调入白糖即可。

功效

核桃仁具有补肾温肺、润肠通便的功效。常食核桃仁粥，不仅能美容养颜，还能强身健体。

粳米能补中益气、健脾和胃、除烦渴、止泻痢。

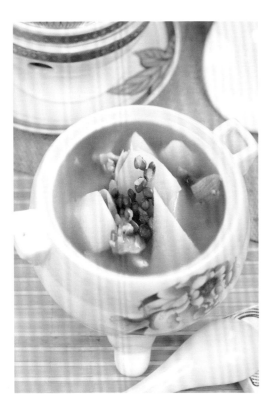

百合绿豆豆薯汤

材料

绿豆300克，百合50克，豆薯1个，猪瘦肉500克，盐、味精、鸡精各适量。

做法

1. 百合泡发，洗净；猪瘦肉洗净，切块。
2. 豆薯洗净，去皮，切成大块。
3. 将百合、绿豆、豆薯块、猪瘦肉块放入煲中，以大火煲开，转用小火煲15分钟，加盐、味精、鸡精调味即可。

功效

绿豆可清热解毒，与百合、豆薯合用，使本品具有清热降火、润肠通便的功效。

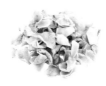

百合具有清火、润肺、安神的功效。

川贝蒸梨

材料

梨1个，川贝10克，冰糖20克。

做法

1. 梨削皮去核，切块。
2. 将梨块、川贝、冰糖一起盛入盅内，加水至七分满，隔水炖30分钟即可。

功效

川贝蒸梨美味香甜，具有清热润肺、排毒养颜的功效，不仅能止咳化痰，还能让肌肤光泽润滑。

川贝能润肺、止咳、化痰，可用于缓解咳嗽痰多、喉咙不适等。

梨味美多汁，可润肺止咳、降火气。

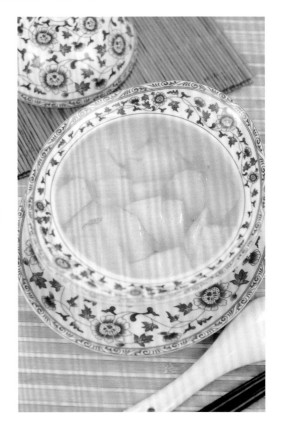

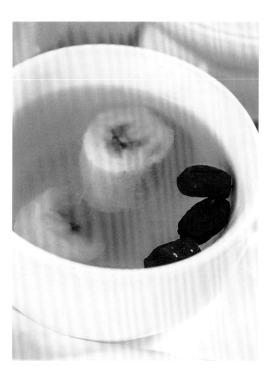

冰糖炖香蕉

材料

香蕉2根，红枣若干，冰糖适量。

做法

1. 香蕉剥皮，切段，放入煮锅。

2. 放入冰糖、红枣，加水至盖过材料。

3. 以大火煮开，转小火续煮15分钟即成。

功效

此品能清肠胃、通便、清肺热，有助于清除肠道毒素，排毒养颜。

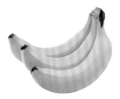

香蕉能清热生津、养阴润肺、滑肠通便。

山楂陈皮菊花茶

材料

山楂10克，陈皮10克，菊花5克，冰糖15克。

做法

1. 山楂、陈皮洗净后盛入锅中，加400毫升水，以大火煮开。

2. 转小火续煮15分钟，关火，滤出汁液，汁液中加入冰糖、菊花，闷泡一会儿即可。

功效

本品能健胃消积，抑制人体对胆固醇的吸收，对消脂瘦身、净化血液、排出体内毒素有一定效果。

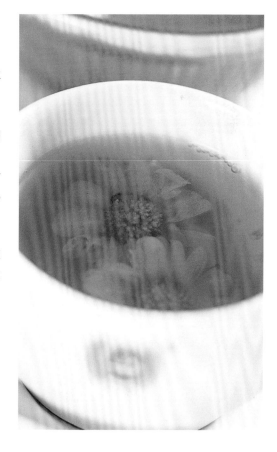

山楂有活血化瘀、消食健胃、降压降脂的功效。

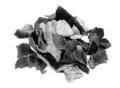

陈皮含有丰富的维生素C，可理气健脾、化痰。

调和脏腑

美丽女人先养心

中医认为，一个人气色的好坏，与心脏的健康有着密切关系。心主血脉，其华在面，即心气能推动血液的运行，从而将营养输送到身体各处，而面部又是全身血脉最集中的部位，所以心功能的盛衰便全都体现在面部色泽上。女性养心、养血最宜用食养，想要补心，就要先补铁。食补可选择富含铁质的食物，如芹菜、胡萝卜、海带、黑木耳、香菇、猪肝、牛奶、红枣等。

对心脏有补益作用的食物

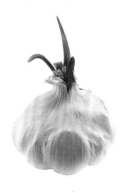

蒜

蒜能降低人体内的胆固醇，降低血液黏稠度，预防血栓。每天吃1~3瓣蒜，能预防冠心病，降低心脏病的发病率。

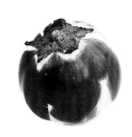

茄子

茄子能限制人体从油腻食物中吸收胆固醇，同时能把肠道中过多的胆固醇带出体外，以减少其对心脏的损害。

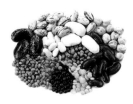

豆类

豆类中含有丰富的亚麻二烯酸，能降低胆固醇，降低血液的黏稠度。

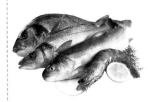

海鲜

多食海鱼类食物能降低胆固醇，以此来减少胆固醇对心脏的损害。

洋葱

洋葱可生吃，也可炖食或煮食，食用后都能起到很好的降低胆固醇及保护心脏的作用。

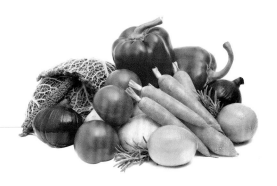

高纤维蔬菜

含纤维素高的蔬菜与降低胆固醇的药物一样，都能起到保护心脏的作用。

养心安神这样吃

远志菖蒲鸡心汤

材料

鸡心300克，胡萝卜1根，远志15克，菖蒲15克，盐2克，葱1根。

做法

1. 将远志、菖蒲洗净，装在棉布袋内，扎紧袋口。

2. 鸡心汆烫，捞起，备用；葱洗净，切段。

3. 胡萝卜削皮洗净，切花片，与步骤1中准备好的材料先下锅，加适量水煮汤；以中火炖半小时后，捞出棉布袋，加入鸡心煮沸，下葱段，加盐调味即成。

功效

本品可滋补心脏、安神益智，可改善失眠多梦、健忘惊悸、神志恍惚等症。

远志可安神益智、祛痰、消肿。

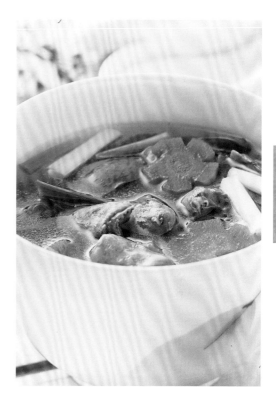

莲子茯神猪心汤

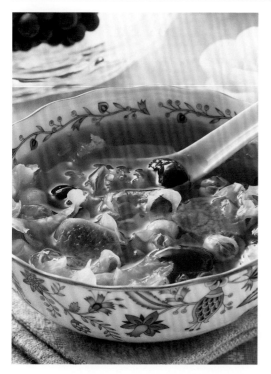

材料

猪心1个，莲子200克，茯神25克，盐2克，银耳、红枣各适量。

做法

1. 猪心汆烫去血水，捞起，再放入清水中处理干净，切片；银耳、红枣洗净，泡发。

2. 莲子、茯神洗净入锅，加银耳、红枣及适量水熬汤，以大火煮开后转小火煮约20分钟。

3. 放入猪心片，煮沸后加盐即可。

功效

茯神可健脾、宁心、渗湿，本品对心脾两虚、失眠多梦、便稀腹泻者有很好的补益作用。

莲子能养心安神、补脾止泻。

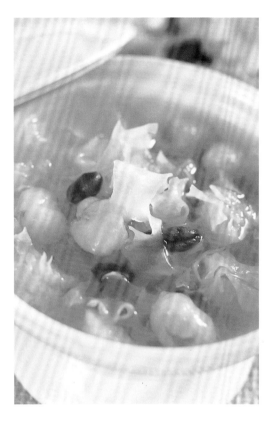

枸杞桂圆银耳汤

材料

鲜桂圆肉100克，银耳50克，枸杞子20克，生姜1片，盐5克。

做法

1. 鲜桂圆肉，洗净；枸杞子洗净。

2. 银耳泡发，洗净，煮5分钟，捞起沥干水。

3. 另起锅，加适量水煮沸，再放入桂圆肉、枸杞子、银耳、姜片煮沸，小火煲1小时，加盐调味即成。

功效

本品可养肝明目、补血养心、滋阴润肺，对面色萎黄、两目干涩、口干咽燥等症均有改善作用。

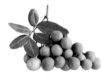

桂圆可补心健脾、补中益气、防衰抗老。

灵芝红枣瘦肉汤

材料

猪瘦肉300克，灵芝4克，红枣适量，盐6克。

做法

1. 将猪瘦肉洗净，切片；将灵芝、红枣洗净备用。

2. 净锅上火倒入水，下入猪瘦肉片，烧开，撇去浮沫，放灵芝、红枣煲至熟，加盐即可。

功效

灵芝可益气补心、补肺止咳；灵芝与红枣、猪肉同食，能调理心脾功能，改善贫血症状。

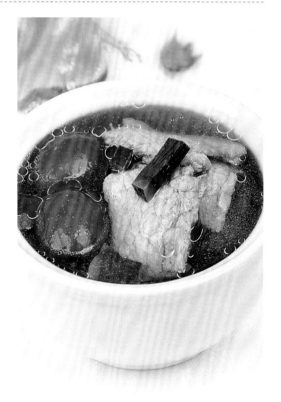

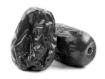

红枣补气养血。

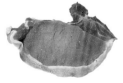

猪肉健脾补虚。

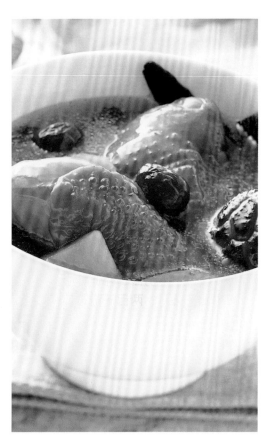

灵芝鸡腿养心汤

材料

鸡腿1只，香菇2朵，灵芝3片，杜仲5克，山药10克，红枣6枚，丹参10克，盐适量。

做法

1. 鸡腿洗净，以开水汆烫。

2. 山药去皮，洗净切块；香菇、灵芝、杜仲、红枣、丹参分别洗净，红枣去核。

3. 在炖锅中加适量水，烧开后将除盐外的全部材料入锅煮沸，再转小火炖约1小时，起锅前调入盐即可。

功效

本品可滋补肝肾、益气健脾、养心安神，对心、肝均有补益作用。

好气色要靠日常保养

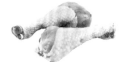

鸡腿肉温中补脾、补肾益精、益气养血。

杜仲能补益肝肾、强筋壮骨。

桂圆小米粥

材料

小米50克，干桂圆肉20克，白糖适量。

做法

1. 小米淘洗干净，入锅加水，煮至将熟时，加入洗净的桂圆肉。

2. 煮至食材烂熟后加白糖调味即可。

功效

小米中的营养物质十分丰富，可以助眠；此粥具有益胃补心、养血安神的功效。

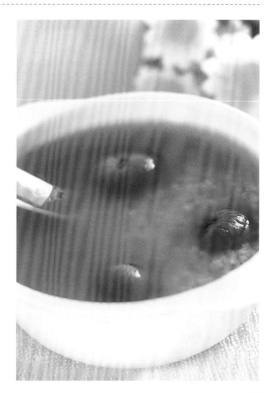

桂圆肉富含多种维生素和矿物质。

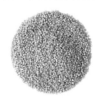

小米可益气、补脾、和胃、安眠。

淡斑去瑕必补肝

肝脏是人体最大的解毒器官，我们体内产生的废弃物，以及我们吃进去的有毒物质都是靠肝脏在进行解毒。中医讲"女子以肝为天"，只因肝主藏血，主疏泄，能调畅全身气机，使气血平和，让血液循环动力充足，面色红润。

色斑是女性皮肤最易出现的问题之一，最常见的色斑是雀斑和黄褐斑。中医将黄褐斑的形成主要归结于肝郁。所谓肝郁，是指因情志不畅或因其他原因影响气机升发和疏泄而造成肝气郁结的状况。肝郁一旦发生，可以借助疏肝理气类中药，如柴胡、白芍、香附、青皮、茴香、薄荷等加以改善，恢复皮肤的新陈代谢，改善皮肤上的斑点瑕疵。此外，食用富含多种维生素的蔬菜、水果，特别是洋葱、红薯等，对肝脏也非常有益。

养肝宜选食材

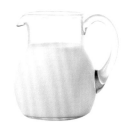

牛奶

牛奶富含钙质，还可减少人体对胆固醇的吸收。

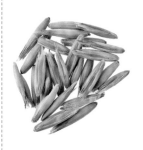

燕麦

燕麦富含亚油酸和皂苷素，可降低血液中血清胆固醇和三酰甘油的含量。

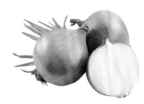

洋葱

洋葱不仅是很好的杀菌食材，还能有效降低血脂，防止动脉硬化。

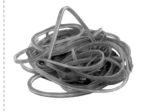

海带

海带含有丰富的牛磺酸，可有效降低血液及胆汁中的胆固醇含量。

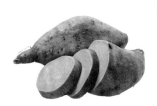

红薯

红薯能助益消化、通便利肠，减少人体脂肪形成。

肝病患者饮食备忘

饮食禁忌	备注
高热量、高脂肪类食物，如肥肉、油炸食品等	加重肝脏负担
辛辣调味料，如辣椒	加重病情
酒类饮品	损害肝细胞

补肝明目这样吃

枸菊肝片汤

材料

猪肝300克，枸杞子10克，菊花5克，盐3克。

做法

1. 猪肝洗净，切片。锅加4碗水，放入枸杞子以大火煮开，转小火续煮3分钟。

2. 水沸后，放入猪肝片和菊花，待水一开，加盐调味即可熄火起锅。

功效

富含B族维生素的猪肝，搭配含β-胡萝卜素的枸杞子，能防止眼睛结膜角质化及水晶体老化。

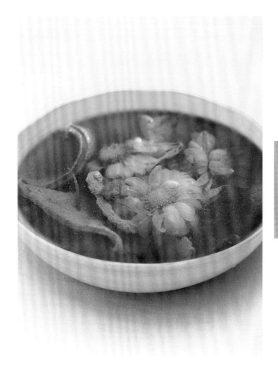

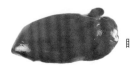

猪肝可补肝明目，是护眼、补血的常用食材。

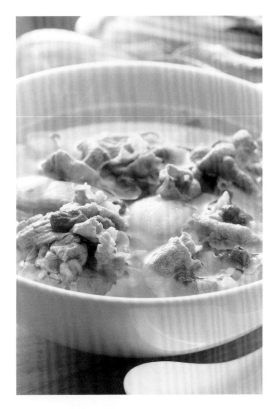

柴胡枸杞羊肉汤

材料

羊肉片200克，上海青200克，柴胡15克，枸杞子10克，盐3克。

做法

1. 柴胡洗净，放入锅中加4碗水熬汤，熬到约剩3碗，去渣留汁。

2. 上海青洗净，切段；枸杞子放入柴胡汁中煮软；羊肉片洗净，入锅。

3. 待羊肉片将熟时，放入上海青段，略煮，加盐调味即可食用。

功效

柴胡可疏肝解郁，枸杞子可养肝明目，羊肉对手脚冰冷、痛经的女性有很好的补益作用。

羊肉可温中暖肾、益气补血。

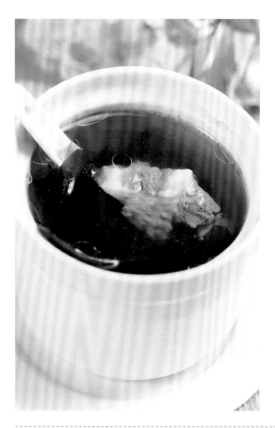

海带排骨汤

材料

排骨180克，海带、鸡精、盐各适量。

做法

1. 将排骨洗净，斩成小块；海带泡发，洗净，切段。

2. 将排骨段、海带段放入炖盅内，隔水炖约2小时。

3. 加盐、鸡精调味即可。

功效

海带含有丰富的钙，可防人体缺钙，还有降血压的功效。此汤味道鲜美，有益精补血的功效。

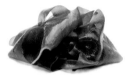

海带能消痰软坚、利水，主治高血压、水肿、脚气。

糯米红枣

材料

红枣200克，糯米粉100克，香菜叶适量，白糖30克。

做法

1. 将红枣洗净，泡好，去核。

2. 糯米粉用水搓成团，放入红枣中，装盘。

3. 将白糖泡水，倒入红枣中，再将整盘放入蒸笼蒸5分钟，出锅后用洗净的香菜叶装饰即可。

功效

红枣含有多种营养成分，有"天然维生素丸"之称。此品口感甜软，适合女性食用。

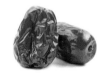

红枣有补虚益气、养血安神的功效。

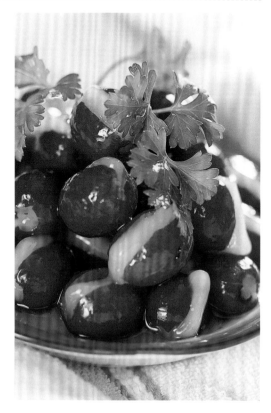

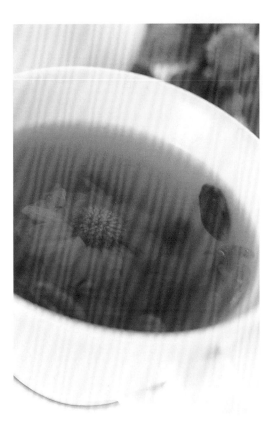

柴胡菊花枸杞茶

材料

柴胡10克，枸杞子10克，菊花5克，白糖适量。

做法

1. 将柴胡放入煮锅，加500毫升水煮开，转小火续煮约10分钟，滤渣取汁。

2. 将枸杞子、菊花、白糖放入用热水烫过的陶瓷杯，取柴胡汁冲泡，约泡2分钟即可饮用。

功效

肝开窍于目，柴胡、枸杞子、菊花都能养肝明目。此茶品能改善肝气郁结、视物不清等症状。

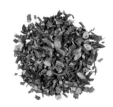

柴胡能疏肝利胆、疏气解郁。

决明枸杞茶

材料

决明子5克，枸杞子5克，白糖适量。

做法

1. 决明子盛入锅中，加350毫升水以大火煮开，转小火续煮15分钟。

2. 加入枸杞子、白糖续煮5分钟即成。

功效

这是一款大众化的保健茶饮，具有保肝养肝、调理慢性肝炎及保护视力的功效。

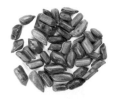

决明子可清热明目、润肠通便。

枸杞子可养肝、滋肾、润肺。

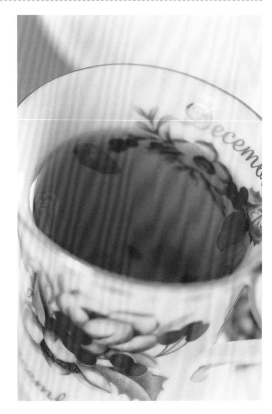

不老容颜须强肾

肾是女性健康、美丽的源头。女性肾虚，会直接体现在头发和容貌上，"肾藏精，其华在发，肾气衰，发脱落，发早白"，肾功能不好的人，其容颜也易出现早衰。

从食养的角度上讲，多吃芝麻、核桃可使皮肤变得白皙、丰润，这些食物除了可以美容，还有助于毛发生长。另外，还可以借助具有补肾助阳功效的中药材，如桂皮、艾叶等来改善肌肤状况，以达到青春常驻的目的。

补肾宜用食材

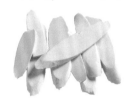

山药

山药除了能补肺、健脾，还能益肾填精。

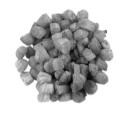

干贝

干贝能补肾阴虚，肾阴虚的人可以常吃。

板栗

板栗可补脾健胃，又有补肾壮腰之功。

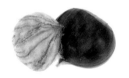

鲈鱼

鲈鱼可补肝肾、益筋骨，还能暖脾胃。

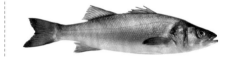

芡实

芡实有益肾固涩、补脾止泻的功效。

枸杞子

枸杞子可补肾养肝、壮筋骨、除腰痛。

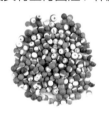

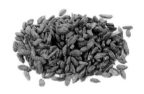

益肾黑色食品

名称	特点	功效
黑米	维生素B$_1$的含量是普通粳米的数倍	开胃益中、滑湿益精、健脾暖肝
黑芝麻	维生素E的含量居植物类食品前列	补肝肾、润五脏
黑荞麦	蛋白质含量在谷物类食材中十分出色	消食、止汗

补肾强筋这样吃

黑豆牛肉汤

材料

牛肉500克，黑豆200克，生姜15克，盐8克。

做法

1. 黑豆淘净，沥干；生姜洗净，切片。

2. 牛肉切块，放入沸水中氽烫，捞起冲净。

3. 黑豆、牛肉块、生姜片盛入煮锅，加7碗水以大火煮开，转小火慢炖50分钟，调味即可。

功效

牛肉可补中益气、强健筋骨，搭配黑豆使本品更具补肾益血、利尿消肿的功效。

黑豆可补肾益脾、解毒、防过敏。

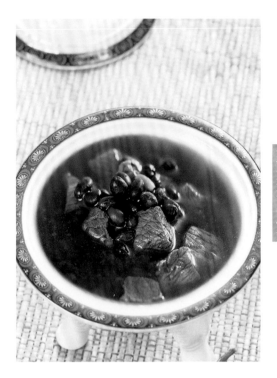

猪肉炖鲍鱼

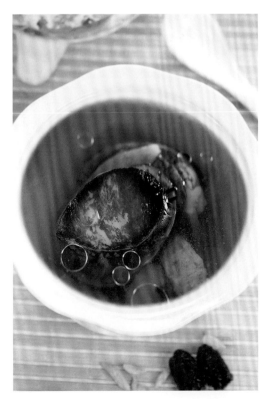

材料

鲜鲍鱼100克，猪瘦肉250克，天门冬50克，太子参50克，桂圆肉25克，盐8克，味精适量。

做法

1. 鲜鲍鱼用沸水烫4分钟，洗净；猪瘦肉洗净，切片。

2. 天门冬、太子参、桂圆肉洗净。

3. 把全部材料放入炖盅内，加适量沸水盖好，隔水小火炖3小时，调味即可。

功效

鲍鱼是中国传统的名贵食材，营养丰富。本品具有滋肾润肺、养阴清热的功效。

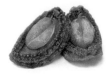

鲍鱼可滋阴固肾、平肝潜阳、止渴、通淋。

党参荸荠猪腰汤

材料

猪腰200克，荸荠150克，党参100克，盐、料酒各适量。

做法

1. 猪腰洗净，剖开，切去白脂膜，切片，用料酒、盐拌匀。

2. 荸荠去皮，洗净；党参洗净，切成段。

3. 荸荠、党参放入锅内，加适量清水，大火煮沸后，改小火煮30分钟，再加入猪腰，再以中火煮10分钟，加盐调味即成。

功效

猪腰能补肾强腰，适宜肾虚者食用。此汤具有温肾润燥、益气生津的功效。

荸荠可清热解毒、消食止渴、化痰消积。

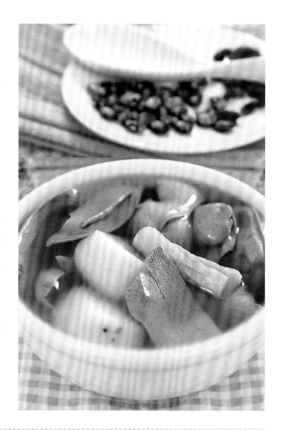

山药枸杞莲子汤

材料

山药200克，莲子100克，枸杞子50克，白糖6克。

做法

1. 山药去皮，切成滚刀块，莲子去心后与枸杞子一起泡发。

2. 锅中加水烧开，下入山药块、莲子、枸杞子，用大火炖30分钟。

3. 待熟后，调入白糖，煲入味即可。

功效

莲子可益肾涩精、滋补元气，山药有润滑、滋润之效，故本品可养肺阴、辅助治疗肺虚久咳。

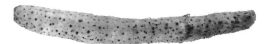

山药可健脾胃、助消化，是一味平补脾胃的药食两用之品。

玉米须蛤蜊汤

好气色要靠日常保养

材料

蛤蜊200克，玉米须15克，山药60克，红枣若干，生姜片10克，盐8克。

做法

1. 蛤蜊用清水浸泡1~2天，多次换水以漂去泥沙。

2. 将山药去皮洗净，切块；玉米须、蛤蜊、生姜片、红枣洗净。

3. 将所有材料一起放入瓦锅内，加适量清水，大火煮沸后改小火煮2小时，加盐调味即可。

功效

本汤可利水消肿、生津止渴，适用于属湿热内盛的糖尿病性肾病，症见全身水肿、心烦口渴。

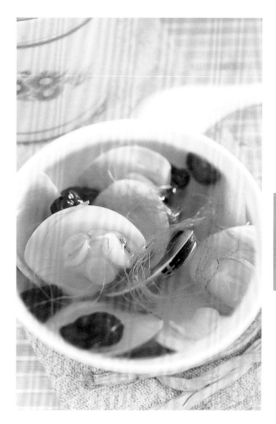

玉米须可泄热通淋、利尿消肿、平肝利胆。

生蚝瘦肉汤

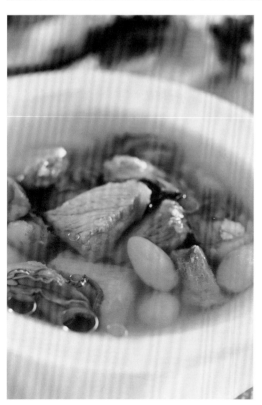

材料

生蚝肉、猪瘦肉各250克，生姜2片，白果50克，盐8克。

做法

1. 将生蚝肉洗净；猪瘦肉洗净，切块；白果去壳；生姜片洗净。

2. 将生蚝肉、猪瘦肉块、白果、姜片一起放入清水锅内，以大火煮沸后，改小火煲约半小时。

3. 加盐调味即成。

功效

生蚝滋味鲜美、营养丰富，更有壮阳之功。此汤具有滋养肝肾、养血宁心的功效。

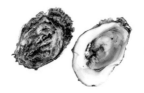
生蚝可益阴潜阳、收敛固涩、软坚散结。

肌肤水润要润肺

肺是人体内外气体交换的场所，人体通过肺气的宣发，使气血、津液得以遍布全身。若肺功能失常，则会导致肌肤干燥、面色憔悴。拥有水润的肌肤是很多女性的追求，要想拥有滋润的皮肤就必先润肺，拥有了健康的肺，肌肤才会更润泽。

以食润燥

以食润燥，是指从饮食上调理肺脏，环境干燥时最宜食用生津润肺、养阴清燥的食品。

养肺润肺的食养法则

多吃新鲜蔬果，如香芹、橄榄、山楂、鲜枣、胡萝卜、芒果、西红柿。蔬果中所含的大量维生素和胡萝卜素有助于增加肺部细胞的活力

多吃含脂鱼类，如鲑鱼、沙丁鱼、金枪鱼等，能预防哮喘

常吃各种坚果，如花生、核桃、榛子、松子、瓜子等，能起到提高机体免疫力、预防呼吸道感染的作用

其他养肺食材

洋葱

洋葱有助于抗菌、抑菌。

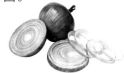

银耳

银耳可提高人体免疫力。

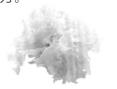

梨

梨是止咳润肺的水果。

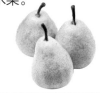

百合

百合可改善咽痛、久咳。

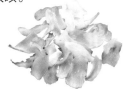

山楂

山楂有排痰平喘的功效。

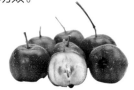

罗汉果

罗汉果能润肺、化痰止咳。

润肺补虚这样吃

南杏仁萝卜炖猪肺

材料

猪肺250克，白萝卜100克，高汤500毫升，南杏仁4克，生姜、盐、味精各适量。

做法

1. 猪肺处理干净，切成大块；南杏仁浸透洗净；白萝卜洗净，带皮切成块；生姜洗净，切片。

2. 将以上材料连同高汤倒进炖盅，盖上盅盖，先用大火隔水炖30分钟，后用小火炖1小时即可。

3. 炖好后，用盐、味精调味即成。

功效

猪肺滋阴润燥、补肺补虚、止咳。本汤品可润肺燥、养肝阴、生津液。

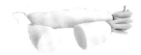

白萝卜能清热利咽、消食化痰、下气宽中。

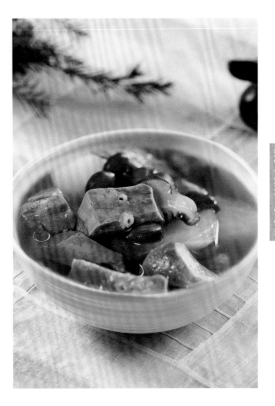

雪梨银耳瘦肉汤

材料

雪梨500克，猪瘦肉500克，银耳20克，红枣11枚，盐5克。

做法

1. 雪梨去皮，去核，洗净，切成块状；猪瘦肉洗净，入开水中氽烫后捞出，切块。

2. 银耳浸泡，去除根蒂，撕成小朵，洗净；红枣洗净去核。

3. 将适量清水倒入瓦煲内，煮沸后加入以上材料，大火煲开后，改用小火煲2小时，加盐调味即可。

功效

此汤可养阴润肺、生津润肠、降火清心，可缓解冬季咳嗽、心烦等症状。

雪梨可生津润燥、润肺化痰。

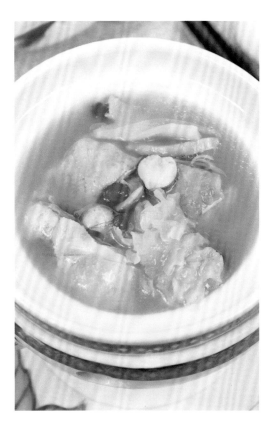

银耳山药莲子煲鸡汤

材料

鸡肉400克，银耳、山药、莲子、枸杞子各适量，盐5克，鸡精3克。

做法

1. 将鸡肉收拾干净，切块，焯水；银耳泡发洗净，撕小块；山药洗净去皮，切片；莲子洗净，去莲心；枸杞子洗净。

2. 在炖锅中注水，放入鸡肉块、银耳块、山药片、莲子、枸杞子，以小火炖至莲子变软，加入盐和鸡精调味即可。

功效

鸡肉温中补脾、补肾益精。此汤对缓解头晕耳鸣、胸闷、食欲不振有一定的食疗功效。

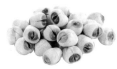

莲子健脾补肺，是老少皆宜的滋补佳品。

海蜇荸荠汤

材料

荸荠500克，海蜇100克，猪瘦肉100克，党参15克，生姜1片，盐5克，料酒适量。

做法

1. 海蜇洗数次，洗去咸味和细沙；荸荠去皮洗净，对半切开；猪瘦肉洗净，切片，用料酒稍腌；生姜片洗净；党参洗净，切段。

2. 把海蜇、荸荠放入锅内，加清水适量，煮沸，改小火煲半小时，放入猪瘦肉片、党参段和生姜片，煮至肉片熟，加盐调味即成。

功效

海蜇能降血压、调治哮喘；荸荠肉白味甜，清凉降火。本汤品有较强的清热化痰功效。

海蜇可清热解毒、化痰软坚、降压消肿。

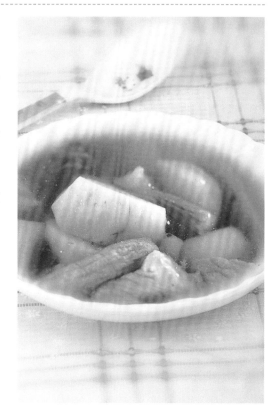

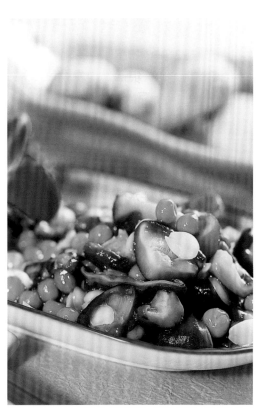

香菇炖白果

材料

水发香菇150克，白果50克，豌豆30克，盐、味精、酱油、白糖、湿淀粉、香油、高汤、花生油各适量。

做法

1. 水发香菇去杂质洗净，沥干水分；白果洗净，下油锅略炸；豌豆洗净。

2. 炒锅烧热，放入花生油，投入香菇和白果、豌豆，略煸炒。

3. 加盐、白糖、高汤、酱油、味精，烧沸后改小火炖至入味，以湿淀粉勾芡，淋香油即成。

功效

白果可益脾、定喘、止带浊、消毒杀虫。本品有宣肺止咳、降气平喘、润肠通便的功效。

香菇可补脾胃、益气。

参麦玉竹润肺茶

材料

沙参10克，麦门冬10克，玉竹10克，白糖适量。

做法

1. 将药材洗净，沙参切段，同麦门冬、玉竹一起放入锅中，加适量清水以大火煮开。

2. 转小火续煮20分钟，放入白糖，取汁饮。

功效

此汤可滋阴润肺、生津养胃，既适用于燥咳痰黏、阴虚劳嗽，又可治因阴虚感冒引起的发热咳嗽。

沙参可清热养阴、润肺止咳。

麦门冬可养阴润肺、益胃生津。

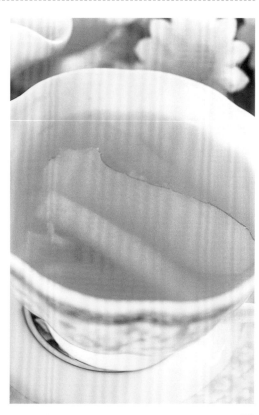

气血充盈须健脾

脾胃素被称为"后天之本""气血生化之源"，其运化功能直接关系到人体的整个生命活动。

脾胃健康在防病与养生方面有着重要的意义。人们在日常生活中，尤其要注重保养脾胃，注意饮食营养，对不利健康的食物要忌口。

脾胃功能健全，则气血旺盛。表现在肌肤上，则是皮肤柔润、充满弹性。反之，若脾胃功能紊乱，则易导致机体气血津液不足，人的面色也就会暗淡无光，肌肤粗糙而缺少弹性。

脾胃的运化功能

人的脾胃是生命、活动的动力源泉，如果脾不运化水谷、水液，就会导致人体营养缺乏、四肢无力、肌肉疲软，吃一些能补脾、健脾、养胃的食物皆可帮助人体增加气力。

脾胃运化	运化水谷	指脾胃把食物化为精微，并将精微物质输送至全身
	运化水液	指脾能将人体吸收的水谷精微中多余的水分及时输送至肺和肾，通过肺、肾再转化为汗、尿，排出体外

补脾、健脾食材

如山药、榛子、牛肉、葡萄、红枣、茯苓、甘草、薏苡仁、山楂等，食用这些食物或中草药，可以有效改善皮肤粗糙状况，使皮肤变得细嫩润泽、充满弹性。而这些食物、药材又可以互相搭配组合，做出各种具有醒脾、健脾功效的药膳。

蒜泥10克

白糖少许

陈醋少许

醒脾

三者搅拌均匀即可食用。该食疗方不仅有很好的醒脾健胃功效，还能预防肠道疾病

健脾

三者洗净，共煮粥至熟，即可食用；或用银耳、百合、糯米煮粥。此两款食疗方均有健脾祛湿的功效

莲子

白扁豆

薏苡仁

花容月貌靠护胃

胃是人体的"加油站"，每天我们身体所需的营养和能量来源于胃的运化。因此，必须要好好爱护你的胃，才能让你的容颜焕发青春神采。

水谷之海

胃被称为"水谷气血之海"，主受纳、腐熟水谷，即将食物进行初步的消化后，输送到下一个运作器官。中医藏象学说以脾升胃降来概括机体整个消化系统的生理功能。胃主通降，以降为和。胃的通降作用指的是胃能将在机体中腐熟后的食物推入小肠进一步消化；胃的通降是降浊，降浊是其实现受纳功能的前提条件。

天然的养胃食材

小米

经常用小米熬粥喝，不仅可以暖胃安神，还能助眠。

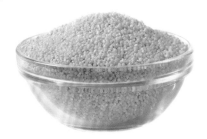

南瓜

南瓜富含果胶，能保护胃黏膜，减少辛辣食物对胃的刺激。

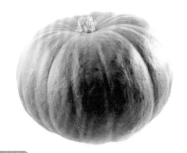

豆腐

豆腐能益气、养脾胃，其所含的半胱氨基酸能减少酒精对肝的伤害。

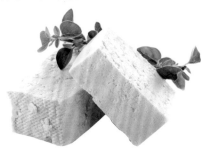

南瓜粥

养胃宜多喝南瓜粥，可加强胃蠕动，促进胃的消化吸收。

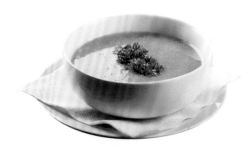

TIPS

胃的脾性是喜温恶寒，因此冷饮要少吃，对胃有好处的食物多以温热为主；养胃须三餐定时定量，饭后立即用脑，易导致消化不良。

健脾益胃这样吃

莲子百合芡实排骨汤

材料

排骨200克，莲子、芡实、百合各25克，盐3克。

做法

1. 排骨洗净，斩块，氽去血渍；莲子去皮，去心，洗净；芡实洗净；百合洗净泡发。

2. 将排骨、莲子、芡实、百合放入砂煲，注入清水，大火烧沸后，改为小火煲2小时，加盐调味即可。

功效

莲子、芡实均可健脾止泻，百合滋阴益气；本品对脾虚食少、便稀腹泻者有很好的调治效果。

芡实能补中益气、固肾涩精。

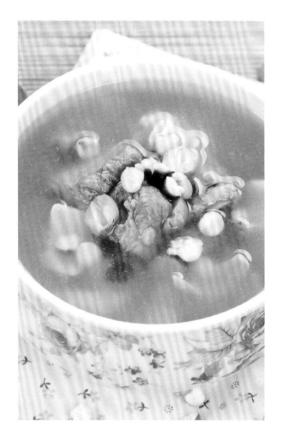

红枣炖兔肉

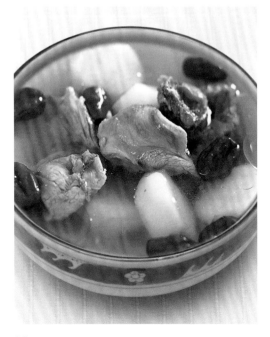

材料

兔肉500克，红枣25克，荸荠50克，生姜1片，盐5克。

做法

1. 兔肉洗净，切块；红枣、荸荠、生姜洗净。

2. 把全部材料放入炖盅内，加沸水适量，盖好，隔水炖1~2小时，加盐调味即成。

功效

兔肉含有丰富的营养成分，红枣可益心润肺、合脾健胃，二者合用可补中益气、健脾补虚。

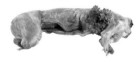

兔肉可增强体质，保持皮肤弹性。

猪肚煲米豆

材料

猪肚150克，米豆50克，生姜2片，盐5克，味精2克，食用油适量。

做法

1. 猪肚处理干净，焯水后切成条状。

2. 米豆洗净，放入清水中泡半小时至膨胀。

3. 锅中加油烧热，下入肚条稍炒后，放生姜片，注入适量清水，再加入米豆煲至熟，调入盐、味精即可。

功效

米豆中所含的木质素可抑制肿瘤生长，对乳腺或生殖系统等癌症患者有益。

猪肚可健脾胃、补虚损，可用于食疗改善虚劳羸弱、泄泻、下痢、小便频繁等。

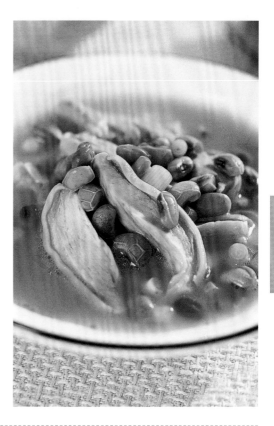

玉米猪肚汤

材料

猪肚200克，玉米1根，生姜1片，盐、味精各适量。

做法

1. 猪肚处理干净、焯水；玉米洗净，切段。

2. 将所有食材放入盅内，加水，用中火隔水炖2个小时。

3. 放入调味料即可。

功效

玉米可刺激胃肠蠕动，防治便秘、肠炎、肠癌等；猪肚可健脾补虚，适合脾胃虚弱者食用。

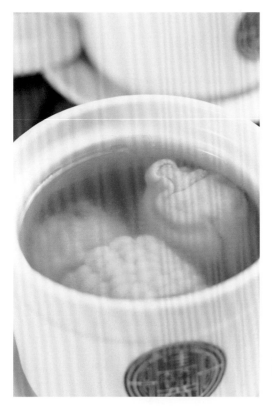

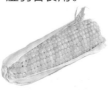

玉米中含有的维生素B_6、烟酸等成分，可刺激胃肠蠕动。

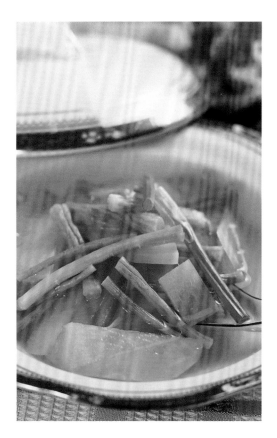

党参煮土豆

材料

土豆300克，党参15克，料酒10毫升，生姜、葱、盐、味精、芝麻油各适量。

做法

1. 将党参洗净，泡好，切薄段；土豆去皮，切薄片；生姜、葱分别洗净，生姜切片，葱切段。

2. 将党参段、生姜段、料酒同时放入炖锅内，加水，置大火上烧沸。

3. 转小火煮35分钟，放入土豆片，续煮10分钟，加入盐、味精、芝麻油，放入葱段，调味即成。

功效

土豆富含膳食纤维，容易让人有饱腹感；党参补中益气、健脾益肺。

土豆可益气健脾、调中和胃，较适宜脾胃虚弱、消化不良、大便不畅者适量食用。

黄芪枸杞茶

材料

黄芪30克，莲子、枸杞子各15克，白糖适量。

做法

1. 所有材料洗净，黄芪剪碎，同莲子、枸杞子一起盛入锅中。

2. 加水以大火煮开，转小火续煮30分钟，调入白糖即可。

功效

此茶能促进人体新陈代谢，增强人体免疫力和对病毒的抵抗力。

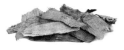

黄芪可保肝、利尿、抗衰老。

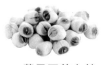

莲子可养心益肺、健脾胃。

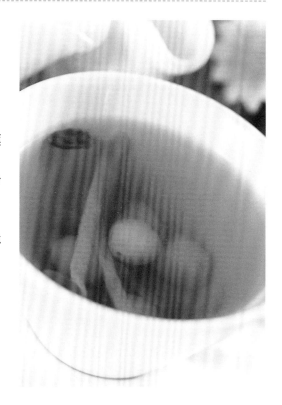

顺时调养

春蕴新生，保养容颜的大好时机

对女性来说，春天可是保养容颜不可错过的大好时机。春天阳气上升，人体各种生理机能逐渐活跃，最有利于生精血、化精气、调养五脏器官，但春风也容易带走皮肤的水分，同时裹挟着花粉、灰尘，影响人的肌肤，因此很多问题就接踵而来了。春季应如何进行正确的皮肤护理，这是广大爱美女性的一堂必修课。

春季保养，首先要做好日常护理

外出回家后要及时把落在脸上的花粉、灰尘等容易引起过敏的杂物清洗干净。另外，洗脸的时候不要用碱性强的肥皂或洗面奶，以免破坏皮脂膜，进而降低皮肤抵抗力。最好选择含纯天然材质的护肤品，如含海藻、甘草、芦荟的护肤品通常有抗过敏功效。尤其是我国北方地区，春季多风、多沙，皮肤特别容易干燥，因此一定要选用保湿功能较强的护肤品。

面部护理

护肤还要针对面部不同部位的肌肤进行分区护理，才能让肌肤获得全面、有效的养护。

T区须用温和的保湿化妆水来及时补水。

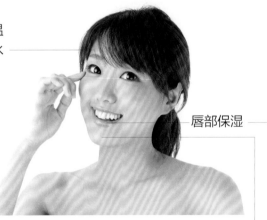

唇部保湿

蜂蜜唇膜：在双唇上涂上蜂蜜，用一小片保鲜膜覆盖，15分钟后洗净即可

保养时间：入睡前，每周1次

U区须通过补水保湿霜或面膜来保湿滋润。

TIPS

春季要多吃富含维生素的蔬菜、水果等，以增强机体免疫力，也有助于润泽肌肤。蜂蜜是春季理想的保健品，可滋润皮肤、防止便秘。

炎炎夏日，内外双重抗击紫外线

炎炎夏日，紫外线强烈，对于这个季节，女性最担心的问题莫过于晒黑、长斑了。为此，除了需要在防晒上做足功夫以外，内在的调养也很重要。具体来说，夏季应该多吃具有"防晒效果"的食物，这样有助于身体由内而外的调养，从身体内部开始抗击紫外线。

夏季"饮食防晒计划"

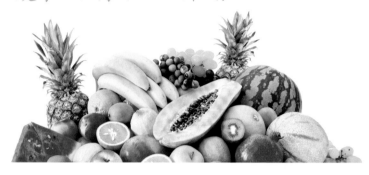

水果

每天多吃富含维生素C的水果，如番石榴、猕猴桃、草莓、圣女果或柑橘等，能使肌肤变得白皙、柔嫩光滑。

胡萝卜汁

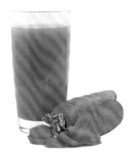

胡萝卜汁等饮品的每天摄入量应控制在250毫升左右。红色、橘黄色蔬果中含有大量胡萝卜素及其他营养物质，适量摄取有助于机体抗氧化，可增强肌肤抵抗力。

坚果

抓把坚果当零食，其中的植物油多半富含维生素E，能帮助机体抗氧化和消除自由基。

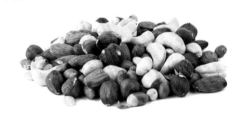

豆制品

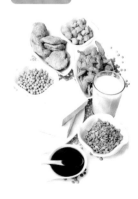

豆腐、豆浆（建议不放糖）是比较好的选择，而豆干、豆皮等热量相对较高。大豆中的异黄酮是一种植物性雌激素，经常吃豆制品，能保持皮肤光泽细嫩。

绿茶

绿茶中的茶多酚可以缓解因日晒导致的肌肤晒伤，改善肌肤松弛或粗糙，降低过氧化物对肌肤的伤害。

秋季防燥、养气血，吃出花样女人

秋季是进补的大好时节，女性可根据自身体质需要、脏腑功能盛衰适当进补。

多吃甘润食物

含水分多的甘润食物，是秋冬季最为养身的食物。它们不仅可以直接补充人体水分，还能润肺养肺，防止身体在肺阴虚的基础上再受燥邪影响，产生疾病。

银耳

银耳营养十分丰富，能养阴清热、润燥补脾。

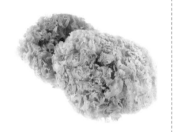

百合

百合可解温润燥，有润肺、清心、止咳安神之效。

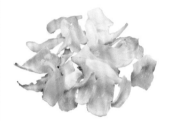

梨

梨软嫩多汁，可清热解毒、润肺生津、止咳化痰。

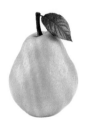

少吃辛辣食物

秋季要注意不吃或少吃辛辣食品，如辣椒、花椒、桂皮、生姜、葱及酒等。因为这些食物属于热性，在干燥的秋季，食后很容易刺激胃肠，导致上火伤肺。

多吃补血食物

气温下降，很多女性感觉手脚冰冷、畏寒气虚。这是因为体内气血不足所致，适当食用补血食物，不仅能使皮肤红润，还能调经养身，助益健康。

红枣

红枣能益气生津、润心肺、补五脏、治虚损。

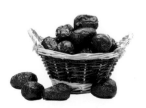

枸杞子

枸杞子可滋补肝肾、益精明目、养血、抗疲劳。

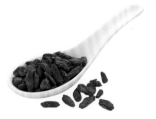

甘蔗

甘蔗含有大量的铁、钙等微量元素，可补血。

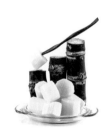

深秋寒冬，食物进补的上佳季节

中医认为，冬令进补能平衡阴阳、疏通经络、调和气血。在寒冷季节，更宜进行食补，这对补充身体营养、增强机体免疫力有较好的效果。

多吃酸味水果

酸味水果不仅能补充水分，还能生津止渴，加强肝脏功能，缓解"体燥"状况。

石榴

石榴可杀虫、收敛、止痢，适量食用，利于秋冬季生津、养肝。

柑橘

柑橘生津止咳、润肺化痰、醒酒利尿，日常多榨汁饮用。

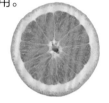

柿子

柿子有润肺止咳、清热生津、化痰软坚的功效。

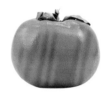

多吃时令干果

干果甘甜温润，含有多重营养，能养胃、健脾，既是养身佳品，又是可口美食。

板栗

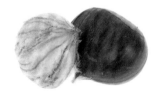

板栗益气补脾、健胃，含有多种维生素，可帮助预防高血压及骨质疏松。

核桃

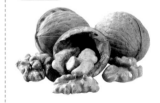

核桃仁含亚油酸，能在干燥的秋冬季节滋润肌肤、乌黑头发。

多吃养气蔬果

新鲜的时令蔬果，含有多种有益的营养，正适合秋冬季节调理身心、恢复元气。

山药

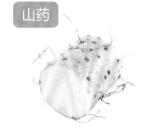

山药可强健脾胃、滋阴补气，最适宜在寒凉、干燥季节补益食用。

藕

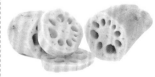

藕易于消化，适宜各种人群进行温和滋补，是补心生血、滋养强身的美味食材。

春季调养这样吃

川贝鹌鹑汤

材料

鹌鹑肉200克，川贝12克，盐6克，姜片3克，枸杞子、葱花各适量。

做法

1. 将鹌鹑肉洗净，斩块，焯水；川贝洗净；葱花、枸杞子洗净，备用。

2. 净锅上火，倒入水，下入姜片、鹌鹑肉块、川贝、枸杞子煲至熟，加盐调味，撒入葱花即可。

功效

鹌鹑肉有消肿利水、补中益气的作用，与川贝同用让此汤具有滋养、化痰、润肺的功效。

川贝可润肺止咳、化痰平喘。

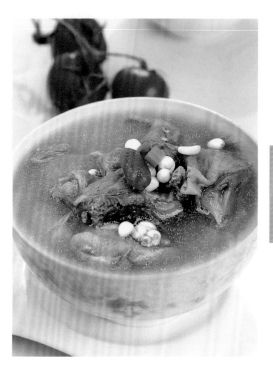

木瓜排骨汤

材料

排骨600克，木瓜300克，生姜5克，盐5克，味精3克。

做法

1. 将木瓜削皮去瓤，洗净切块；排骨洗净，斩块；生姜切片。

2. 将木瓜块、排骨块、姜片一同放入锅里，加清水适量，以大火煮沸后，改小火煲2小时。

3. 待熟后，调味即可。

功效

木瓜可润肺止咳。本汤品营养丰富，可用于养肝护脾，适量食用还能促进新陈代谢，抗衰老。

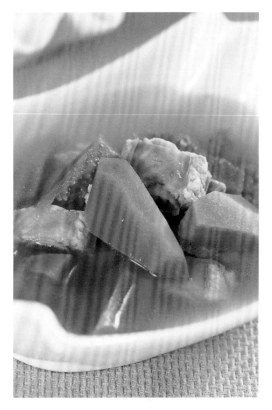

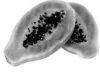

木瓜含有丰富的木瓜酶，有助于润滑肌肤。

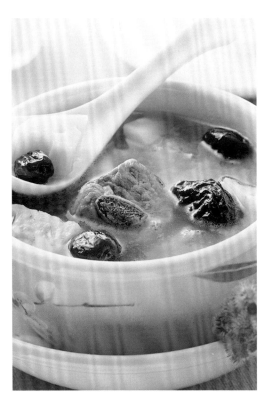

双枣莲藕炖排骨

材料

莲藕600克，排骨250克，红枣10枚，黑枣10枚，盐5克。

做法

1. 排骨斩块，氽烫，去浮沫，捞起冲净。

2. 莲藕削皮，洗净，切成块；红枣、黑枣洗净。

3. 将所有食材盛入锅内，加适量清水，煮沸后转小火炖煮40分钟，加盐调味即可。

功效

本品具有补脾健胃、养血生肌、增强血管韧性、提高机体耐力、保护肝脏的功效。

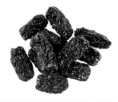

黑枣可补肾养胃、益气生津。

山药枸杞牛肉汤

材料

山药600克，牛肉500克，枸杞子10克，盐适量。

做法

1. 牛肉切块，洗净，氽烫捞起，再冲洗1次。

2. 山药削皮，洗净切块，备用。

3. 将牛肉块盛入煮锅，加适量水以大火煮开后，转小火慢炖1小时。

4. 加入山药块、枸杞子续煮10分钟，加盐调味即可。

功效

山药可健脾益肺、益肾固精。此汤有益气养血、滋补肝肾、强筋健骨、调节脾胃的功效。

牛肉能补脾胃、益气血、强壮筋骨。

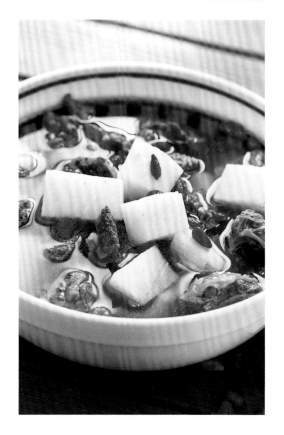

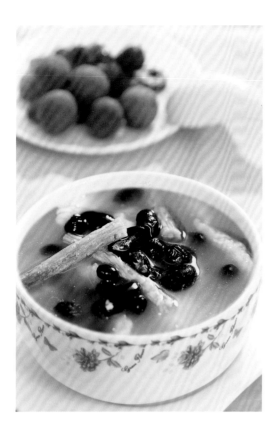

党参黑豆煲瘦肉

材料

猪瘦肉300克，党参15克，黑豆50克，生姜片、料酒、淀粉、盐、味精各适量。

做法

1. 将党参洗净，切成段；黑豆洗净泡发；猪瘦肉洗净，切成片；生姜片洗净。

2. 将猪肉片用盐、淀粉腌5分钟至入味。

3. 将党参段、黑豆、猪肉片、料酒、生姜片同放入炖锅加水烧沸，再用小火炖煮45分钟，加入盐、味精即成。

功效

党参可补中益气、健脾益肺。此汤更有补血养颜的功效，是春季养生佳品。

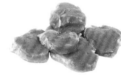

猪肉能滋阴润燥、丰润肌肤。

陈皮飘香鸡

材料

鸡肉500克，陈皮45克，干辣椒25克，生姜15克，葱段、食用油、盐各适量。

做法

1. 鸡肉洗净剁成块，生姜切片，干辣椒切段，陈皮用水洗净。

2. 锅中放油烧热，下入陈皮、生姜片、干辣椒，炒出香味。

3. 加入鸡块翻炒，注入适量清水，以中火炖10分钟，撒入葱段，加盐调味即可。

功效

陈皮可理气健脾、调中、化痰，主治脾胃气滞导致的脘腹胀满或疼痛。

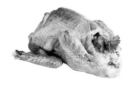

鸡肉能温中补脾、益气养血。

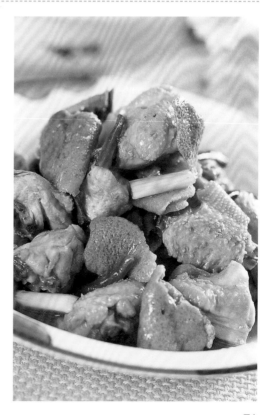

猪肝炖五味子五加皮

猪肝180克，五味子、五加皮各15克，红枣2枚，生姜适量，盐1克，鸡精适量。

做法

1. 猪肝洗净切片；五味子、五加皮、红枣洗净；生姜去皮，洗净切片。

2. 锅中注水烧沸，下入猪肝片汆去血沫，捞出沥干。

3. 炖盅装水，放入猪肝片、五味子、五加皮、红枣、生姜片炖3小时，调入盐、鸡精后即可食用。

功效

此汤具有养血祛风、舒筋通络、养血补血、养肝明目的作用，为春日养生汤饮。

五加皮可补肝肾、强筋骨，适用于肝肾不足者，但阴虚火旺者慎用。

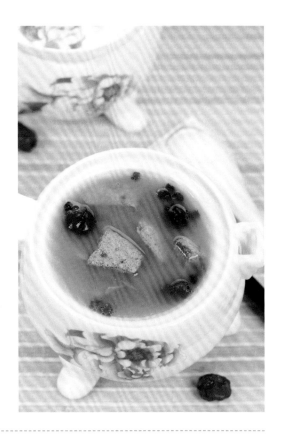

枸杞牛蛙汤

材料

去皮牛蛙2只，生姜少许，枸杞子10克，盐适量。

做法

1. 牛蛙洗净，剁块，汆烫后捞出备用。

2. 生姜洗净，切丝；枸杞子洗净，以清水泡软。

3. 锅中加适量清水，以大火煮沸，放入牛蛙块、枸杞子、姜丝，煮沸后转中火续煮2~3分钟，待牛蛙块熟嫩后，加盐调味即可。

功效

牛蛙可治脾虚、补元气，有助于润泽肌肤、延缓衰老。此汤具有滋阴补虚、健脾益血的功效。

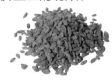

枸杞子可润肺止咳、养肝益肾。

夏季调养这样吃

甘蔗胡萝卜猪骨汤

材料

猪骨150克，甘蔗100克，胡萝卜50克，盐、白糖各适量。

做法

1. 猪骨洗净，斩块；胡萝卜洗净，切小块；甘蔗去皮洗净，切成小段。

2. 净锅上水烧沸，下猪骨汆去血水，取出洗净。

3. 将猪骨块、胡萝卜块、甘蔗段下入炖盅，注入清水，大火烧沸后改小火煲煮2小时，加盐、白糖调味即可。

功效

甘蔗温和滋补，与胡萝卜、猪骨同煮能起到温润解燥的作用，非常适合夏季补养。

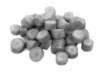

胡萝卜可清热解毒、健脾消食、养肝。

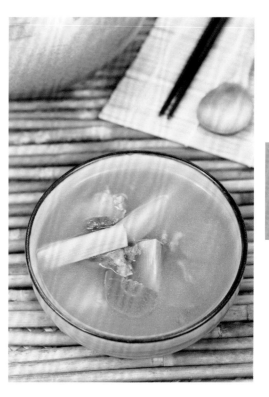

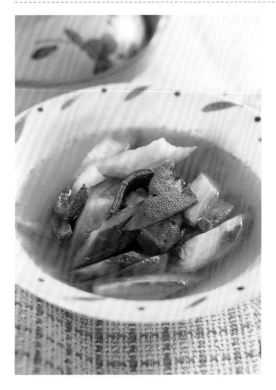

丝瓜猪肝汤

材料

丝瓜300克，猪肝100克，生姜3片，料酒、淀粉、食用油、盐各适量。

做法

1. 将丝瓜削去皮，洗净，切滚刀块；生姜片洗净。

2. 将猪肝切片，用清水浸泡5分钟，洗净，沥干水分，加适量料酒、淀粉拌匀，腌5分钟。

3. 起油锅，下姜片、丝瓜块略爆，加适量清水，煮开后放入猪肝片煮至熟，加盐调味即可。

功效

猪肝具有补肝、明目、养血的作用，与丝瓜同煮更添美容功效，是夏季女性的补养佳品。

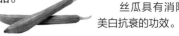

丝瓜具有消除色斑、美白抗衰的功效。

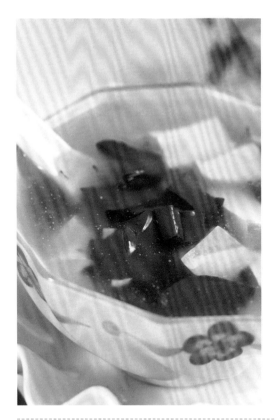

猪血豆腐

材料

豆腐150克，猪血150克，红椒1个，生姜5克，盐6克，味精3克，食用油适量。

做法

1. 豆腐、猪血洗净，切成小块；红椒、生姜洗净，切片。

2. 锅中加水烧开，下入猪血块、豆腐块，焯水后捞出；将生姜片、红椒片下入油锅中爆香。

3. 下入猪血块、豆腐块略炒，加入清水焖熟，调味即可。

功效

豆腐能清热泻火，豆腐与猪血都是女性常见补养食材。本品利于贫血者改善面色，有助于排毒养颜。

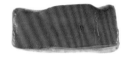

猪血富含铁，有解毒清肠、补血美容的功效。

毛丹银耳

材料

西瓜20克，红毛丹60克，银耳5克，冰糖5克。

做法

1. 银耳泡发，去除蒂头，切小块，放入沸水中氽烫，捞起沥干。

2. 西瓜去皮，切小块；红毛丹去皮，去核。

3. 将冰糖和适量水熬成汤汁，晾凉。

4. 将西瓜块、红毛丹、银耳块、冰糖水放入碗中，拌匀即可。

功效

西瓜清热解暑、除烦止渴，银耳滋阴润肺。本品可解除暑热、滋润肌肤，增强机体免疫力。

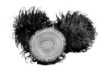

红毛丹可清热解毒、润肤养颜。

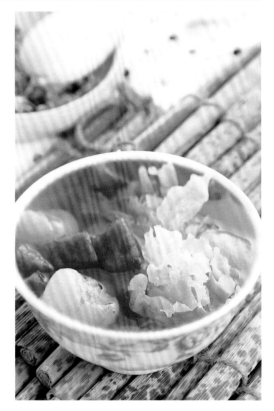

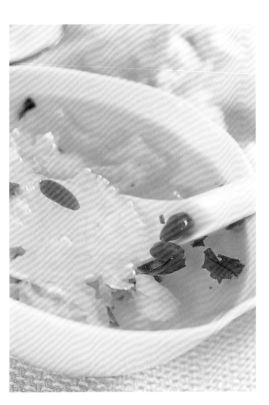

银耳冰糖茶

材料

冰糖60克，银耳30克，绿茶6克，枸杞子少许。

做法

1. 银耳洗净，用水泡20分钟；绿茶用沸水冲泡，取汤备用。

2. 银耳与绿茶汤、枸杞子一同放入锅中用小火煮沸。

3. 调入冰糖即可。

功效

银耳营养丰富，是扶正强壮的补品，本品能疏风清热，是传统的滋阴之选，建议经常食用。

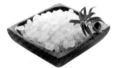

冰糖可润肺止咳、清痰祛火。

红枣薏仁粥

材料

薏苡仁50克，糯米50克，红枣10枚，冰糖适量。

做法

1. 薏苡仁用凉水洗净，浸泡2～4小时，下锅煮开去掉浮沫，然后放入洗净的糯米，煮开。

2. 放入洗净、去核的红枣，转小火，慢熬40分钟左右。

3. 调入冰糖，煮沸后关火，闷10分钟左右即可。

功效

此品能补虚、补血、健脾暖胃、敛汗，适用于脾胃虚寒所致的食欲不振或气虚引起的气短无力。

糯米可补中益气、敛汗、止泻。

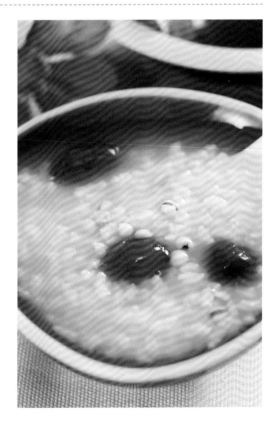

牛蛙粥

材料

牛蛙1只，粳米50克，生姜10克，盐5克，味精2克，料酒8毫升，欧芹适量。

做法

1. 牛蛙宰杀去皮，洗净切块，用盐、料酒腌渍入味；粳米洗净，生姜洗净切丝。

2. 在锅中注水烧开，放入粳米，煮至米粒软烂。

3. 加入牛蛙块、姜丝，加入调味料，煮至入味，以洗净的欧芹装饰即可。

功效

牛蛙补虚羸、利水，配合粥食更易消化，本品适合皮肤干燥、头发焦枯的女性食用。

粳米可补中益气、健脾和胃、除烦渴。

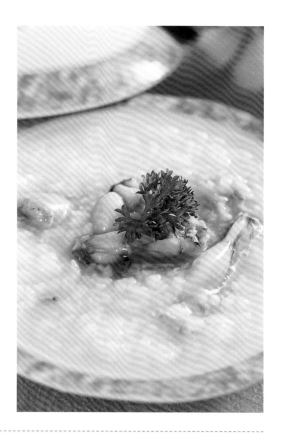

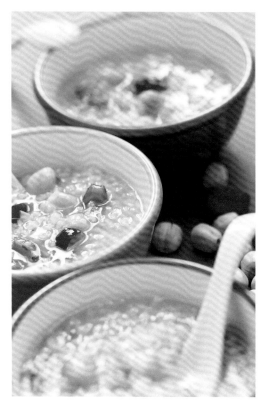

莲子红枣糯米粥

材料

糯米150克，莲子150克，红枣10枚，冰糖适量。

做法

1. 糯米洗净，加水以大火煮开，再转小火慢煮20分钟。

2. 红枣泡软，莲子冲净，放入煮开的糯米中续煮20分钟。

3. 待莲子熟软、米粒软烂时，加冰糖调味即可。

功效

糯米补中益气、健脾胃，红枣益气生津、养血安神，本品适宜女性夏日食用，可滋阴润燥、缓解烦闷。

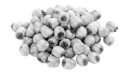

莲子可补脾、养心、安神。

秋季调养这样吃

菊花羊肝汤

材料

羊肝200克，菊花50克，鸡蛋1个，淀粉、香油、盐、料酒各适量。

做法

1. 将羊肝洗净切片，菊花洗净，鸡蛋取蛋清，加淀粉调成蛋清糊。

2. 羊肝片入沸水中稍氽一下，捞出沥干水分，用料酒、蛋清糊裹好。

3. 锅中注入水，加入羊肝片、盐、菊花稍煮，淋入香油即可。

功效

菊花能疏风清热。本品可清肝泻火、明目，对秋季眼睛干涩、红肿有很好的食疗效果。

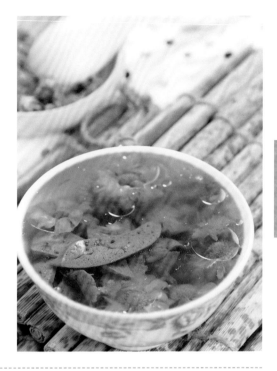

羊肝可补血益肝、明目。

霸王花猪骨汤

材料

猪骨150克，霸王花10克，红枣、杏仁各适量，盐3克，姜片4克。

做法

1. 霸王花泡发，洗净；红枣、杏仁均洗净；猪骨洗净，斩块。

2. 锅入水烧沸，下猪骨块氽尽血水，捞出洗净。

3. 将猪骨块、红枣、杏仁、姜片放入瓦煲，注入适量清水，大火烧开；下入霸王花，改小火煲1小时，加盐调味即可。

功效

猪骨熬汤可补虚、壮腰膝、强筋骨，本品可清热滋阴、美容养颜、止咳化痰，适合秋季食用。

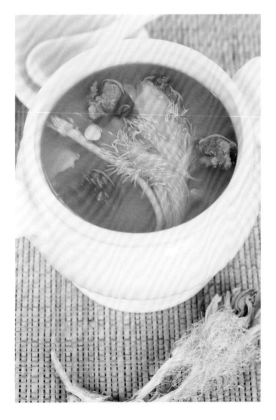

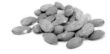

杏仁可止咳平喘、润肠通便。

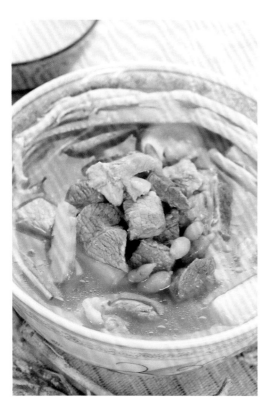

党参麦门冬瘦肉汤

材料

猪瘦肉300克，党参15克，麦门冬10克，山药、生姜各适量，盐4克，鸡精3克。

做法

1. 猪瘦肉洗净，切块；党参、麦门冬分别洗净；山药、生姜分别洗净，去皮，切片。

2. 猪瘦肉块汆去血沫，洗净后沥干。

3. 锅中注水、烧沸，放入猪瘦肉块、党参、麦门冬、山药片、生姜片，用大火炖；待山药变软后改小火炖至熟烂，加入盐和鸡精调味即可。

功效

党参、麦门冬都是秋季常见的补养食材，本品可益气滋阴、健脾和胃，还能缓解秋燥，是滋补佳品。

生姜可健脾开胃、杀菌解毒。

佛手瓜银耳煲猪腰

材料

猪腰120克，佛手瓜100克，银耳40克，盐、鸡精各适量，生姜4克。

做法

1. 猪腰洗净去筋，切块；佛手瓜洗净，切块；银耳泡发洗净，去蒂，撕小块；生姜洗净，切片。

2. 锅中注水，烧沸后放入猪腰块，汆熟捞出。

3. 瓦煲内注入适量清水，将以上材料放入，以小火煲煮2小时，调入盐、鸡精即可。

功效

佛手瓜营养丰富，可增强人体对疾病的抵抗力。本品可补肾润肺、滋阴润燥、美容养颜。

猪腰可补肾、强腰、益气。

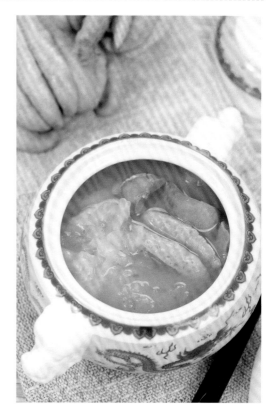

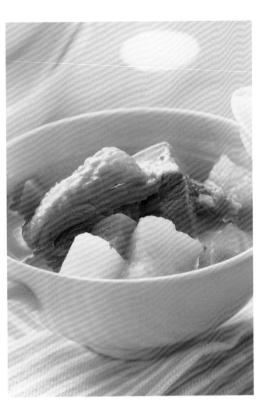

山药炖鸡

材料

山药250克，胡萝卜、鸡腿、盐各适量。

做法

1. 山药削皮，洗净，切块；胡萝卜削皮，洗净，切块；鸡腿剁块，放入沸水氽烫，捞起，洗净。

2. 鸡腿块、胡萝卜块先下锅，加水至盖过材料，以大火煮开后转小火慢炖15分钟。

3. 续下山药块转大火煮沸，再转小火续煮10分钟，加盐调味即可。

功效

山药药食两用，可补肺、脾、肾三脏，加上胡萝卜、鸡腿，此品补而不燥，适合秋季食用。

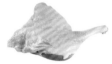

鸡腿富含蛋白质，也易于消化。

四宝炖乳鸽

材料

乳鸽1只，山药、杏仁各130克，香菇、枸杞子、葱段、生姜片、料酒、盐各适量。

做法

1. 将乳鸽去毛、脚、翼尖，洗净，剁成小块。

2. 山药去皮，洗净，切成小滚刀块，与乳鸽块一起焯水；香菇泡发，洗净。

3. 锅中加入适量清水，放入杏仁、山药块、香菇、枸杞子、乳鸽块及葱段、生姜片、料酒、盐等调味料，入锅中隔水蒸约2小时，去葱、姜即成。

功效

乳鸽能补肾安胎、益气养血、美颜。本品可补益气血、敛肺止咳，适宜女性秋季补养食用。

香菇可补脾胃，益气。

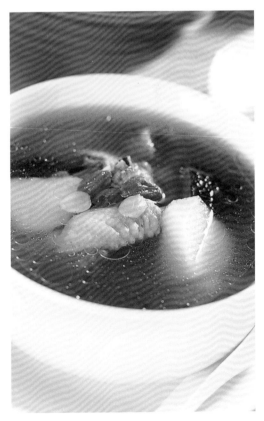

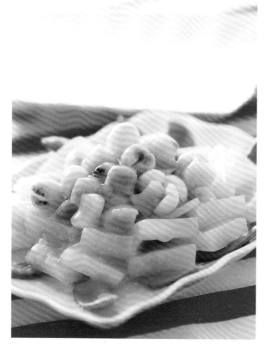

莲子干贝烩冬瓜

材料

冬瓜500克，干贝100克，干莲子20克，烫熟的荷兰豆适量，盐、香油、水淀粉各适量。

做法

1. 干莲子泡水10分钟，放锅中蒸熟后取出；冬瓜去皮及瓤，洗净后切片；干贝洗净备用。

2. 锅内倒入清水，放入干贝和莲子煮沸后转中火，再放入冬瓜片，盖上锅盖续煮5分钟，加入盐、香油拌匀，最后以水淀粉勾芡，盛入以荷兰豆做装饰的盘中即可。

功效

莲子可补肾健脾，干贝可滋阴益气，本品可滋阴润肤、滋补脾肾，适合秋季食用。

冬瓜可清热化痰、除烦止渴。

桂圆莲子羹

材料

桂圆100克，莲子80克，枸杞子10克，红枣5枚，白糖5克。

做法

1. 将莲子、枸杞子泡发，红枣去核，桂圆去壳。

2. 将所有备好的食材一起放入炖盅，隔水以小火慢炖约40分钟。

3. 加入白糖即可。

功效

本品富含多种氨基酸，维生素含量丰富，不仅能补气血，还有保护血管、防止血管硬化等作用。

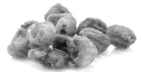

桂圆肉可补益心脾、养血安神。

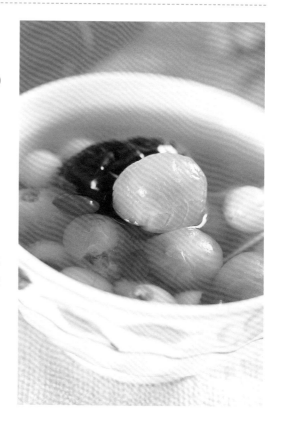

冬季调养这样吃

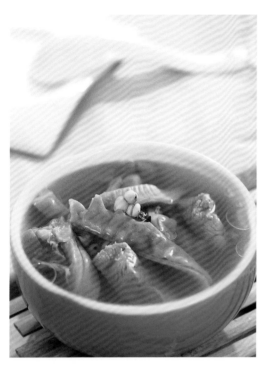

生姜肉桂炖猪肚

材料

猪肚150克，猪瘦肉50克，生姜15克，肉桂5克，薏苡仁25克，盐3克。

做法

1. 猪肚处理干净，焯水后切成长条；猪瘦肉洗净后切成块。

2. 生姜去皮，洗净，切片；肉桂泡发洗净，刮去粗皮；薏苡仁淘洗干净。

3. 将以上用料放入炖盅，加清水适量，隔水炖2小时，调入盐即可。

功效

本品可促进血液循环，还能散寒湿，有效预防冻疮、肩周炎等冬季多发病。

肉桂能散寒止痛、活血通经。

西洋参炖乳鸽

材料

乳鸽1只，西洋参片40克，山药50克，枸杞子适量，生姜片10克，盐3克。

做法

1. 西洋参片略洗；山药洗净，加清水浸泡半小时，去皮，切片；枸杞子洗净；乳鸽去毛和内脏，洗净，切块。

2. 把全部材料放入炖盅内，加适量沸水，盖好，隔水小火炖3小时。

3. 加盐调味即成。

功效

此汤补气养阴、清火生津，还可缓解冬季因过食羊肉等造成的口干咽燥等阴虚燥热症状。

西洋参能滋阴补气、宁神益智，还能增强机体免疫力。

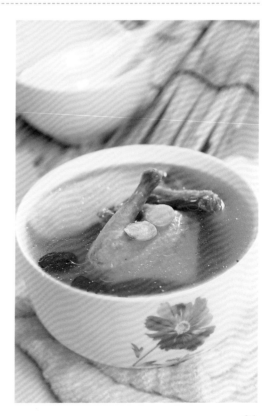

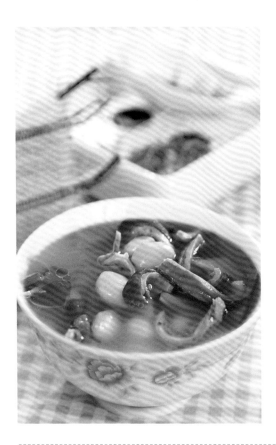

白果煲猪肚

材料

猪肚300克，白果30克，葱15克，生姜10克，高汤600毫升，盐5克，料酒30毫升。

做法

1. 猪肚用盐和淀粉抓洗，重复2～3次后冲洗干净，切条；葱洗净，切段；生姜去皮切片。

2. 将猪肚条和白果放入锅中，加入适量水煮20分钟，捞出沥干水分。

3. 将所有材料一同放入瓦罐内，加入高汤及料酒，小火煮至肚条软烂时，加盐调味即可。

功效

猪肚富含钙、钾等营养物质，可补虚损、健脾胃。本品是冬季调养身体的一道佳肴。

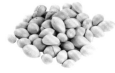

白果可敛肺止咳、补肾固精。

腰果鸡丁

材料

腰果200克，鸡肉150克，红椒1个，盐5克，味精3克，食用油适量。

做法

1. 将鸡肉洗净，切成丁状；红椒洗净，切丁。

2. 锅中加油烧热，下入腰果炸至香脆。

3. 原锅内加入红椒丁和鸡丁炒熟后，加盐、味精调味即可。

功效

鸡肉可补气健脾，红椒可暖胃散寒。本品较适合女性冬季食补，有排毒养颜的食用功效。

腰果可补肾益精、益智补脑。

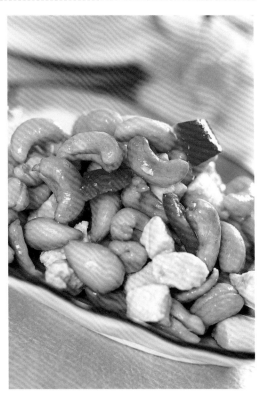

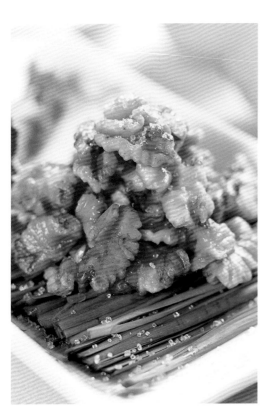

核桃拌韭菜

材料

核桃仁300克，韭菜150克，猪油150克，白糖、白醋、盐各适量。

做法

1. 核桃仁用开水泡胀，剥去皮，用清水洗净，沥干；韭菜用温开水洗净，切成长段，备用。

2. 锅内下猪油，待油烧至七成热时，下入核桃仁炸至浅黄色后捞出。

3. 在另一个碗中放入韭菜段、白糖、白醋、盐，拌入味，和核桃仁一起装盘即成。

功效

韭菜可补肾温阳、润肠通便，是冬季常食的蔬菜。本品有助于女性美容护肤、排毒养颜。

核桃仁可补肾益气。

猪肺雪梨银耳汤

材料

熟猪肺200克，木瓜30克，雪梨15克，水发银耳10克，盐4克，枸杞子、香菜、香油各适量。

做法

1. 将熟猪肺洗净，切方丁；木瓜去皮去瓤，洗净切块；雪梨洗净，切方丁；水发银耳洗净，撕成小朵备用；枸杞子、香菜分别洗净，香菜取茎干切段。

2. 净锅上火，倒入水，下入熟猪肺丁、木瓜块、雪梨丁、水发银耳、枸杞子煲至熟，调入盐和香油，撒香菜即可。

功效

木瓜、雪梨能生津润肺。本品可缓解冬季口干咽燥等症状。

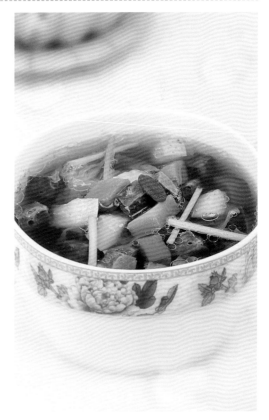

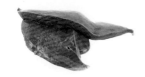

猪肺可补肺润燥。

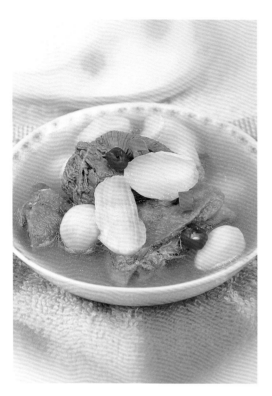

百合白果鸽子煲

材料

宰杀好的鸽子1只，水发百合30克，白果10枚，葱花、红辣椒圈、盐各适量。

做法

1. 将鸽子清洗干净，斩块，焯水；水发百合洗净；白果洗净备用。

2. 净锅上火，倒入水，下入鸽子、水发百合、白果煲至熟，加盐、葱花和红辣椒圈调味即可。

功效

鸽子可益气补虚、暖胃散寒，白果可补肺气、治咳嗽。本品对冬季咳喘、咳嗽等症有很好的调治效果。

百合可滋阴润肺，缓解冬季皮肤干燥症状。

核桃枸杞蒸糕

材料

核桃仁50克，枸杞子5克，糯米粉300克，白糖10克。

做法

1. 核桃仁切成小片。

2. 糯米粉放入碗中，加适量水拌匀，加白糖调味。

3. 锅中加水煮开，将糯米粉移入锅中蒸约10分钟，将核桃仁、枸杞子撒在糕面上，继续蒸10分钟至熟即可。

功效

核桃仁可补肾益气，糯米可健脾胃，在冬季食用本品，可改善脾胃功能，缓解皮肤干燥症状。

枸杞子可滋阴、补肝肾。

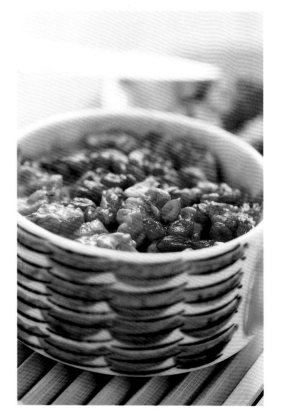

第四章

特殊时期的饮食补养

　　女性从月经期、妊娠期、产后恢复期到更年期，哪一场身体与岁月的交锋都疏忽不得。但总有一些聪明的女性能借助一些补养策略轻松地度过，在别人羡慕的目光中享受"岁月静好，身康体健"的人生。其中的窍门，在这里将为你一一呈现。

呵护月经期
赶走月经不调

　　月经是女性的一种生理现象，月经不调的概念很宽泛，通常泛指各种原因引起的月经改变，包括月经的周期、经期、经色、经质的改变，以及经期紧张综合征等，是月经周期前后出现的多种病症的总称。

中医论月经不调

　　中医认为"女子为阴，以血为本，阴血易亏，且易瘀滞"，女性疾病多因血虚、血瘀而起。而经水出诸肾，月经病和肾功能失调有关，月经不调多与肝郁、脾虚、气滞血瘀、冲任不固有关。

病因	引发症状
肝郁	内分泌紊乱
脾虚	营养不良、贫血
气滞血瘀	经前乳房胀痛、月经有血块、痛经
冲任不固	月经频发、月经量过多、崩漏

两年内

月经初潮

月经大都不规律，经量时多时少，周期时长时短，这是卵巢发育尚不成熟所致

周期建立

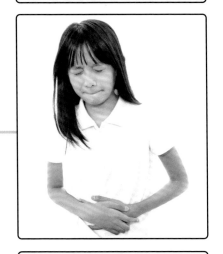

两年后

在形成了规律的月经周期后，若出现月经周期的不规则变化，则可视为月经不调

月经不调者饮食宜忌

　　月经不调者应多摄取高纤维食物，如蔬菜、水果、粗粮等，可增加血液中镁的含量，促进雌激素分泌，从而稳定情绪、调整月经周期。月经期还应摄取足够的优质蛋白质，如鱼、猪瘦肉、蛋类、奶类、豆类等，以补充体内流失的营养物质。远离浓茶和甜食，以免刺激神经和心血管，或引发血糖不稳，加重头晕、焦虑不安、疲劳等症状。

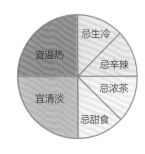

宜温热 / 忌生冷 / 忌辛辣 / 忌浓茶 / 宜清淡 / 忌甜食

月经不调者宜吃的药材和食材

女性月经不调的饮食调理可从疏肝理气、健脾胃、补气血、活血化瘀、调理冲任等方面着手。下面推荐几种月经不调患者适用的药材和食材。

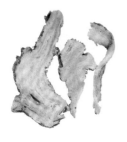

当归

当归被誉为"补血调经第一药"，既能补血，又能活血，还可调经止痛、润肠通便。

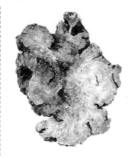

川芎

川芎有"血中气药"之称，既能行气，又能活血，还可疏肝开郁、祛风燥湿、化瘀止痛。

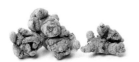

三七

三七具有止血、散瘀、消肿、止痛的功效，可用于治疗月经过多、血瘀腹痛等月经不调病症。

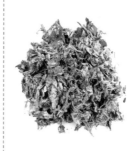

艾叶

艾叶具有温经止血、散寒止痛的功效，对女性虚寒性痛经、小腹冷痛、月经不调等病症疗效良好。

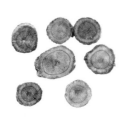

黄芪

黄芪具有健脾补气之效，对脾虚引起的月经不调，经期神疲乏力、困倦等症有较好效果。

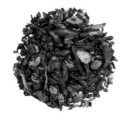

丹参

丹参能活血化瘀、调经止痛、除烦安神，适用于月经不调、瘀滞腹痛及血滞引起的经闭。

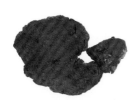

生地

生地有良好的止血效果，可清热养阴、凉血止血，对血热妄行引起的月经过多有很好的疗效。

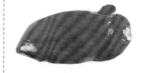

猪肝

猪肝具有补气养血、养肝明目的作用，对女性生理期失血过多引起的贫血有很好的食疗效果。

调理月经这样吃

益母草红枣瘦肉汤

材料

猪瘦肉200克，益母草10克，红枣8枚，料酒、生姜块、盐、味精、胡椒粉、香油各适量。

做法

1. 红枣洗净，去核；猪瘦肉洗净，切块；益母草冲洗干净，切段；生姜块洗净。

2. 锅中先放入红枣、猪瘦肉、料酒、生姜块，加适量清水，大火烧沸，改用小火炖煮30分钟。

3. 放入益母草段，加入盐、味精、胡椒粉、香油，稍煮5分钟即成。

功效

红枣可益气养血，是贫血者的常用补益食材，此药膳对气血两虚型月经不调有很好的改善作用。

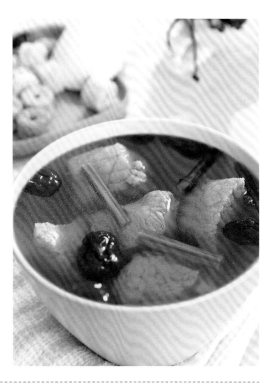

黄精黑豆塘虱汤

材料

黑豆200克，黄精50克，生地10克，陈皮适量，塘虱鱼1条，盐5克。

做法

1. 黑豆放入锅中，以小火干炒至豆衣裂开，用水洗净，晾干水。

2. 塘虱鱼洗净，去黏液，去内脏。黄精、生地、陈皮分别用水洗净。

3. 锅置火上，加入适量水，大火煲至水开后放入以上材料，用中火煲至豆软熟，加入盐调味即可。

功效

生地凉血止血，对血热妄行引起的月经出血过多、月经延期、月经频发均有很好的疗效。

黄精可滋阴补肾、养血补虚。

当归天麻炖鸡

材料

乌鸡150克，当归20克，天麻7克，盐8克。

做法

1. 当归、天麻洗净；乌鸡洗净，斩块。

2. 将乌鸡块放入沸水中煮5分钟，取出过冷水。

3. 把全部材料放入煲内，加沸水适量，盖好，以小火炖2小时，用盐调味即成。

功效

本品具有补益气血、活血化瘀的功效，适合经行腹痛、月经量少等血虚瘀滞的女性食用。

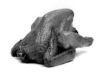

乌鸡可补肝肾、益脾胃、抗衰老。

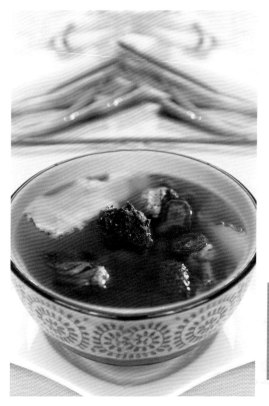

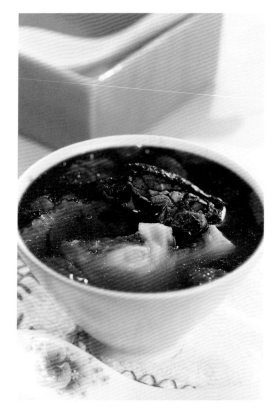

四物乌鸡汤

材料

乌鸡腿1只，熟地黄15克，当归10克，川芎5克，白芍10克，红枣8枚，盐适量。

做法

1. 将熟地黄、当归、川芎、白芍、红枣洗净。

2. 将乌鸡腿剁块，放入沸水中汆烫，去血水，捞起冲净。

3. 将乌鸡腿块和所有药材一起放入锅中，加入7碗水，大火煮开，转小火续煮30分钟，再加盐调味后即可关火。

功效

五味药材既补血又活血，对血虚引起的月经量少、颜色淡、面色苍白等症状有很好的疗效。

白芍可补血柔肝、平肝止痛。

旱莲猪肝汤

材料

猪肝300克，旱莲草5克，葱1根，盐适量。

做法

1. 将旱莲草洗净，切段，放入锅中，加4碗水以大火煮开，转小火续煮10分钟。

2. 猪肝洗净，切片，放入旱莲草汤中，待汤一开，即加盐调味熄火；葱洗净，切段，撒在汤面即成。

功效

旱莲草配猪肝，有止血补血之功，对各种出血症如月经过多、崩漏等均有很好的食疗效果。

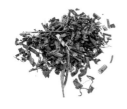

旱莲草可收敛、止血、补肝肾。

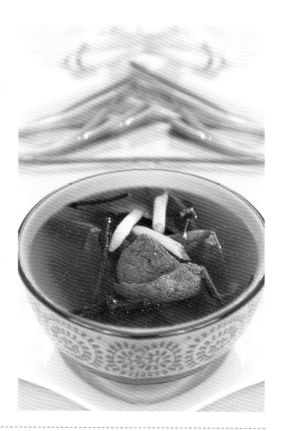

黄芪炖黑鱼

材料

黑鱼1条，红枣10克，黄芪5克，盐5克，味精3克，胡椒粉2克，食用油适量。

做法

1. 将黑鱼宰杀，去内脏，洗净，斩成两段；红枣洗净，泡发；黄芪洗净。

2. 锅中加油烧至七成热，下入鱼段稍煎后，捞出沥油。

3. 将鱼、红枣、黄芪一起装入炖盅中，加适量清水，隔水炖30分钟，加盐、味精、胡椒粉调味即可。

功效

黄芪可滋阴补血，黑鱼可补虚益气、疗伤生肌，本品对气血亏虚引起的月经不调有很好的食疗效果。

红枣可益气补血。

生地山药粥

材料

粳米100克，生地10克，山药30克，盐1克，葱花少许。

做法

1. 粳米洗净，下入冷水中浸泡半小时后捞出沥干，备用；生地洗净，下入锅中，加3碗水熬煮至约剩1碗水时，关火，滤渣取汁待用。

2. 山药去皮，洗净，切块，放入碗中，隔水以小火炖至软烂。

3. 锅置火上，加入适量清水，放入粳米，以大火煮开，倒入生地汁液；以小火煮至快熟时倒入软烂的山药块，煮至浓稠，撒上葱花，调入盐拌匀即可。

功效

生地可清热凉血、养阴生津，此粥可改善血虚引起的月经不调，较适宜女性补养食用。

山药能补脾养胃、生津益肺。

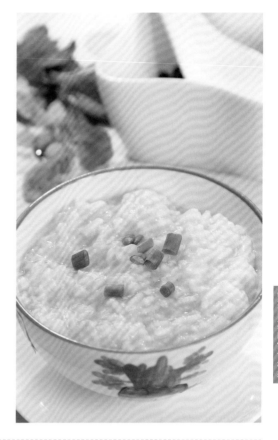

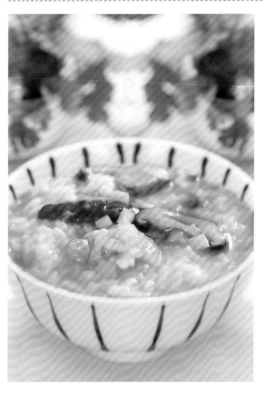

香菇鸡粥

材料

香菇6朵，鸡腿1个，桂圆肉15克，粳米75克，葱花适量，盐5克。

做法

1. 鸡腿洗净，剁成块。

2. 香菇用温水泡发，切片；将粳米和桂圆肉洗净。

3. 先将粳米放入煲中，加清水适量，煲开后，稍煮一会儿，再下入香菇片、鸡腿块、桂圆肉，煲好后撒入葱花即可。

功效

香菇富含多种维生素和微量元素，与鸡肉配伍可益气补虚。本品适宜体质虚弱的女性补养食用。

桂圆肉是药食两用的补血佳品，常食可改善血虚引起的月经不调症状。

作别痛经，轻松度过生理期

痛经多发生在月经来潮的最初几个小时，也会在经前1~2天开始，其症状为小腹胀痛或绞痛，有下坠感，并可能伴随腰酸、寒冷感，严重时会出现脸色苍白、浑身虚汗、四肢发软、心慌、呕吐等。

痛经易发人群

年龄偏小的女性（月经初潮时）

过度劳累、紧张的女性

常受寒冷刺激（饮食、温度）的女性

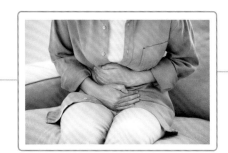

不注意经期、孕期、产褥期卫生的女性

子宫内上有节育器或者子宫内膜异位症患者

吸烟者、过度节食者等

中医论痛经

中医认为，痛经主要病机在于邪气内伏，导致胞宫气血运行不畅，瘀血内阻，"不通则痛"；或经血亏虚，胞宫失于濡养，"不荣则痛"。痛经的发病与肾、肝、脾三脏密切相关，肾气亏虚、气血不足，加上各方面的压力，令肝气郁结，以致气血运行不顺，造成痛经。因此，治疗痛经应以补肾、健脾、疏肝、调理气血为主。

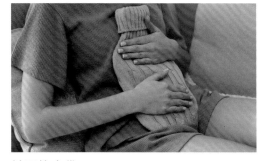

妙用热水袋

Tips

防治痛经须保持良好的精神状态，减少紧张、焦虑心理。注意保暖，忌穿露肚脐短装，避免腹部着凉，避免淋雨，不用冷水洗衣、冲凉，不坐在湿冷之处，多喝热水。经期女性的抵抗力下降，剧烈运动、过度劳累均易诱发痛经。因此女性在经期应避免过度劳累，并保证充足的睡眠。

在腹部放置热水袋，每次数分钟，可松弛平滑肌，有效缓解痛经。

痛经患者宜吃的药材和食材

经期饮食宜营养均衡，宜温热，忌生冷；宜清淡，忌辛辣。多食富含维生素的新鲜蔬菜和水果，积极补充矿物质，少食含咖啡因的食物，如咖啡、浓茶等。部分患者月经期间会出现轻度水肿现象，若是饮酒，则会加重此症状。以下推荐几种痛经患者适用的药材和食材。

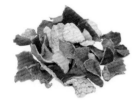

陈皮

陈皮可行气止痛，对气滞血瘀所引起的痛经有一定的疗效。

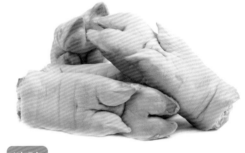

益母草

益母草是活血调经的妇科良药，可活血祛瘀、调经、利水，对痛经、月经不调均有很好的疗效。

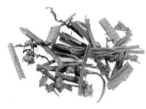

猪蹄

猪蹄营养丰富，适合经期的女性朋友食用，可调补气血，对气血不足引起的痛经患者有很好的食疗效果。

三七

三七具有散瘀、止痛、消肿、止血的功效，可用于治疗瘀血腹痛、月经不调等症状。

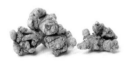

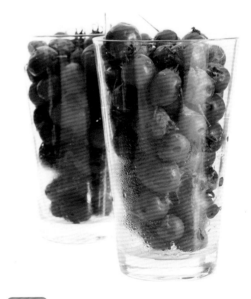

鸽肉

鸽肉可补肾、疏肝、益气、养血，对肝郁气滞引起的痛经有较好的疗效，更可美容养颜。

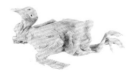

山楂

山楂富含维生素C，是行气散瘀、调经止痛的好帮手，对瘀血腹痛、产后瘀阻、高脂血症等均有较好的疗效。

告别痛经这样吃

鸽肉莲子红枣汤

材料

鸽子1只，莲子60克，红枣25克，生姜5克，盐6克，味精4克，食用油适量。

做法

1. 鸽子处理干净，斩成小块；莲子、红枣泡发洗净；生姜洗净，切片。

2. 将鸽肉块下入沸水中氽去血水后，捞出沥干。

3. 锅上火加油烧热，用生姜片爆锅，下入鸽肉块，稍炒后加入适量清水，放入红枣、莲子一起炖35分钟至熟，调味后即可食用。

功效

鸽肉、红枣均具有补气血、促进红细胞生长的功效，对改善贫血造成的月经不调、痛经有一定疗效。

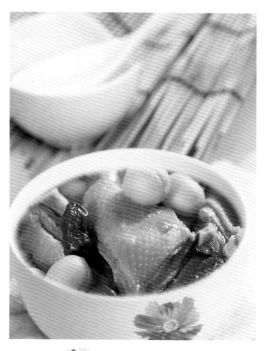

莲子可镇静安神。

肉桂生姜米粥

材料

粳米100克，肉桂8克，生姜5克，盐、葱花、香菜各适量。

做法

1. 粳米泡发半小时后捞出沥干水分；肉桂洗净，加水煮好，取汁待用；生姜捣汁备用。

2. 锅置火上，加入适量清水，放入粳米，以大火煮开，再倒入肉桂汁、生姜汁。

3. 以小火煮至浓稠状，调入盐拌匀，再撒上葱花与香菜即可。

功效

肉桂具有温中散寒、行气止痛的功效，对寒凝血瘀引起的痛经有很好的疗效。

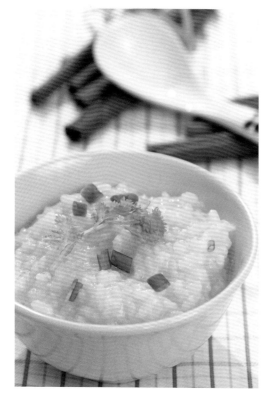

生姜可散寒止痛。

黑豆益母草瘦肉汤

材料

猪瘦肉250克，黑豆50克，益母草20克，盐5克，鸡精5克。

做法

1. 猪瘦肉洗净，切块，焯水；黑豆洗净，浸泡；益母草洗净。

2. 将猪瘦肉块、黑豆放入锅中，加清水慢炖2小时。

3. 放入益母草稍炖，调入盐和鸡精即可。

功效

黑豆具有调中下气、活血解毒等功效，对经期腰痛、白带异常的女性患者有较好的食疗作用。

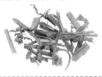

益母草可活血祛瘀、调经利水。

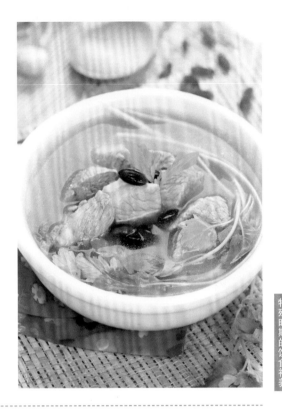

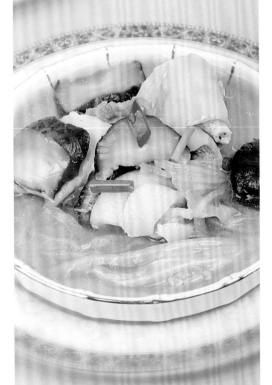

白菜香菇猪蹄汤

材料

猪蹄250克，白菜叶150克，桃仁15克，香菇10朵，盐、味精、生姜片、香油、食用油、葱段、甜椒丁各适量。

做法

1. 将猪蹄洗净，切块，焯水；白菜叶洗净；香菇用温水泡开洗净，切片，备用；桃仁洗净备用。

2. 净锅上火倒上油，将生姜片炝香，下入猪蹄块、香菇片略炒，倒入水，加入桃仁煲2小时，加入白菜叶，煲10分钟，调入盐、味精，淋入香油，撒入葱段和甜椒丁即可。

功效

猪蹄营养丰富，适用于气血不足引起的痛经患者食用；桃仁活血化瘀、调经止痛，适合痛经患者食用。

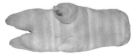

猪蹄可调补气血。

菠菜芝麻卷

材料

菠菜200克，豆皮1张，芝麻10克，盐3克，味精2克，香油1毫升，猪油5克，酱油5毫升，圣女果半个。

做法

1. 菠菜洗净切碎；芝麻炒香，备用。

2. 豆皮入沸水中，以小火煮1分钟，捞出沥水；菠菜碎氽熟后捞出，沥干水分，同芝麻和盐、味精、香油、酱油一起拌匀。

3. 豆皮平铺，放上菠菜，卷起（卷豆皮时要卷紧，不要松散），末端抹上化开的猪油，切成马蹄形即可。

功效

菠菜富含铁元素和维生素K，可促进红细胞生长，改善女性贫血，对血虚引起的痛经有很好的调治作用。

芝麻可滋补肝肾、缓解痉挛。

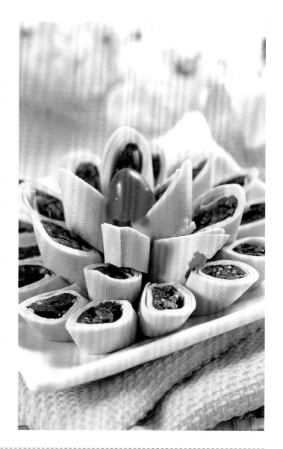

当归三七乌鸡汤

材料

乌鸡肉250克，当归20克，三七8克，盐5克，味精3克，蚝油5毫升。

做法

1. 当归、三七分别洗净，将三七砸碎。

2. 乌鸡肉洗净，斩块，放入开水中煮5分钟，取出过冷水。

3. 将三七碎、当归、乌鸡肉块一起放入炖锅中，加适量水，大火煮开，转小火炖煮2小时，再加盐、味精、蚝油调味后即可出锅。

功效

当归是补血活血、调经止痛的常用妇科药材，对血虚或血瘀引起的痛经有辅助治疗功效。

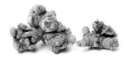

三七可止血、活血。

红糖西瓜饮

材料

西瓜200克，红薯100克，红糖50克，生姜10克，红薯叶少许。

做法

1. 将红薯洗净，切片蒸熟后去皮；西瓜洗净，去皮，取西瓜肉；生姜洗净，切成末。

2. 将红糖、生姜末用开水冲开，搅拌均匀备用。

3. 将蒸好的红薯片和西瓜肉放入榨汁机中榨出汁，倒入杯中；兑入红糖生姜水，按分层法轻轻注入杯中，以洗净的红薯叶装饰即可。

功效

西瓜富含维生素C，可改善经期烦躁、痛经等症状；生姜能温中散寒，也能改善痛经。

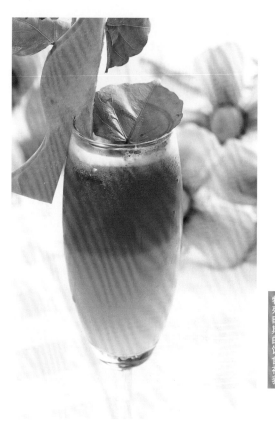

红糖可补血散寒、行气活血。

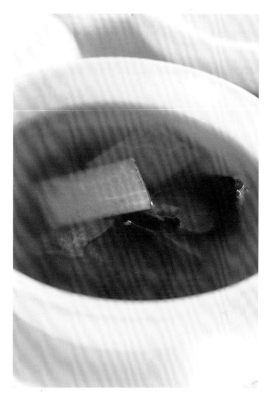

山楂二皮汤

材料

山楂20克，柚子皮15克，陈皮10克，白糖20克。

做法

1. 将山楂洗净，切片。

2. 陈皮、柚子皮一同洗净，切块备用。

3. 锅内加水适量，放入山楂片、陈皮块、柚子皮块，小火煮沸后，继续熬煮15~20分钟，去渣取汁，调入白糖即成。

功效

山楂可活血化瘀，陈皮、柚子皮均可行气止痛。本品对气滞血瘀或肝郁气滞引起的痛经有一定疗效。

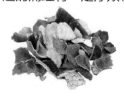

陈皮可理气健脾。

改善闭经，让血气变通畅

女性超过18岁仍未出现月经初潮，或者在有过正常月经后又有3～5个月以上未行经，医学上称这种现象为闭经。但有些少女初潮至第二次月经间隔几个月，或一两年内月经不规律，两次月经间隔时间比较长，都不能算闭经，因为这很可能是由于生殖器官尚未发育成熟，卵巢的功能还不完善所致，属于正常的生理现象。

引起闭经的原因

中医认为闭经是肝肾不足、气血亏虚、血脉失通所致。有虚实之分，虚者多因气血不足或肾虚，实者多由寒凝气滞和血瘀导致。

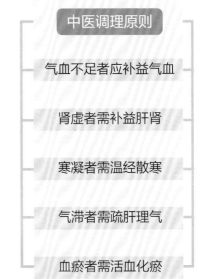

情绪变化：如精神过度紧张、悲伤忧虑、恐惧不安及过度劳累导致的精力不济

体重变化：不当节食或严重疾病所导致的体重急剧变化，会令雌激素水平下降

疾病原因：慢性消耗性疾病如严重贫血、营养不良，或卵巢、脑部肿瘤等

药物所致：如长期口服避孕药或治疗神经官能症、高血压等疾病的其他药物

子宫内膜损伤：如子宫内膜炎等，当子宫内膜出现损伤，易导致月经周期出现变化

先天性生殖器官疾病：如先天性无卵巢或无子宫，卵巢、子宫内膜发育不良等

闭经的常见诱因

中医调理原则

气血不足者应补益气血

肾虚者需补益肝肾

寒凝者需温经散寒

气滞者需疏肝理气

血瘀者需活血化瘀

Tips

闭经者须注意补血，可常食有补血作用的食物，如蛋类、乳类、豆类、猪瘦肉、绿叶蔬菜及水果。忌暴饮暴食，以免损伤脾胃功能，使气机不利、血运不行，冲任血少而导致闭经。忌肥甘厚味，因过多食用高胆固醇、高脂肪类食物，容易造成体内营养过剩、脂肪堆积，导致经血运行不畅。忌过食生冷酸涩食物，因此类食物会导致血管收缩，血行凝滞，使经血闭而不行，从而引发闭经。

闭经患者宜吃的药材和食材

闭经患者应加强营养，多食富含蛋白质和维生素的食物，推荐几种闭经患者适用的药材和食材。

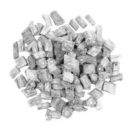

党参

党参具有补中益气、健脾益肺的功效，可用于治疗气血不足、血虚闭经、脾肺虚弱等病症。

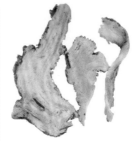

当归

当归可补血活血、调经止痛，对因血虚或血瘀引起的闭经、痛经、小腹隐痛均有很好的疗效。

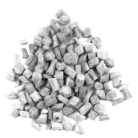

牛膝

牛膝生用有散瘀血、消痈肿的功效，可引血下行；熟用可补肝肾、强筋骨，适用于闭经。

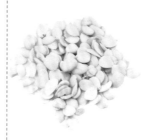

桃仁

桃仁具有活血行瘀、润燥滑肠的功效，治血瘀闭经时常与红花、当归、川芎、延胡索等配伍。

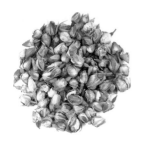

玫瑰花

玫瑰花具有理气解郁、和血散瘀等功效，用于治疗肝气郁结引起的月经不调、痛经、闭经等症。

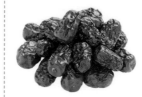

红枣

红枣可补脾和胃、益气补血，常用于缓解胃虚食少、气血津液不足，是一种药效和缓的补益食材。

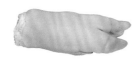

猪蹄

猪蹄营养丰富，可调补气血，适合女性经期食用，对气血不足引起的闭经有很好的食疗效果。

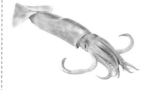

墨鱼

墨鱼具有补益精气、养血滋阴、温经通络、健脾利水、收敛止血、美肤乌发的食疗作用。

调理闭经这样吃

田螺墨鱼骨汤

材料

大田螺200克，猪肉100克，墨鱼骨20克，川芎10克，蜂蜜适量。

做法

1. 墨鱼骨用清水洗净备用。

2. 大田螺取肉，洗净；猪肉洗净，切片。二者同放于砂锅中，注入适量清水，煮成浓汁。

3. 将墨鱼骨和川芎加入浓汁中，再用小火煮至肉质绵软，调入蜂蜜即可。

功效

本品中的墨鱼骨可滋阴养血、益气补虚，对阴虚亏虚引起的闭经、月经量少有较好的食疗效果。

川芎行气活血、调经止痛，对气滞血瘀引起的闭经、小腹隐痛或刺痛等症有一定的疗效。

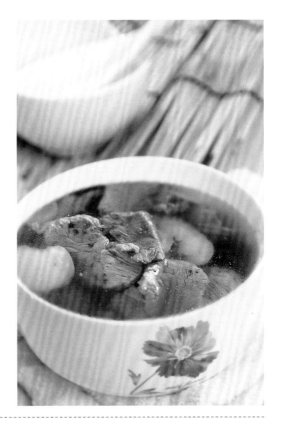

参归枣鸡汤

材料

鸡腿1只，党参15克，当归15克，红枣8枚，盐5克。

做法

1. 鸡腿剁块，放入沸水中汆烫，捞起冲净。

2. 鸡腿块和洗净的党参、当归、红枣一起入锅，加7碗水以大火煮开，转小火续煮30分钟。

3. 起锅前加盐调味即可。

功效

该汤具有补血活血、调经理气及防治贫血的作用，可改善因贫血造成的闭经、月经延期、量少等症状。

红枣补益中气、养血补虚，是女性经期的调养佳品。

猪蹄炖牛膝

材料

猪蹄1只，川牛膝15克，西红柿1个，盐5克。

做法

1. 猪蹄剁成块，放入沸水汆烫，捞起冲净。

2. 西红柿洗净，在表皮轻划数刀，放入沸水烫至外皮翻开，捞起去皮，切块。

3. 将备好的材料和川牛膝一起盛入锅中，加6碗水以大火煮开，转小火续煮30分钟，加盐调味即可。

功效

本品中的猪蹄可调补气血，对气血不足引起的闭经有很好的食疗效果，非常适合经期女性食用。

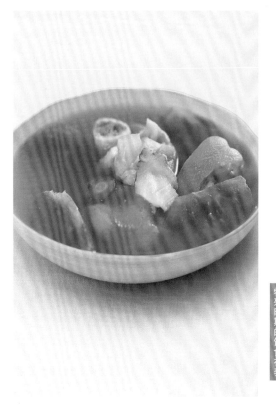

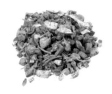

川牛膝行气活血、滋补肝肾、强腰壮膝，对气滞血瘀或肝肾亏虚引起的闭经有一定的疗效。

当归羊肉汤

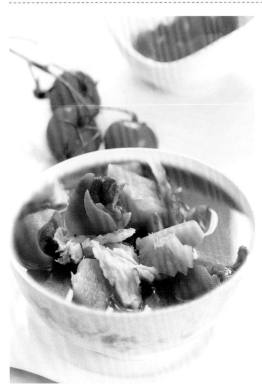

材料

羊肉片500克，当归25克，生姜1块，盐2克。

做法

1. 羊肉片汆烫，捞起冲净；生姜洗净，切段，稍稍拍裂；当归洗净，切成薄片。

2. 将羊肉、生姜盛入炖锅，加6碗水，以大火煮开，转小火慢炖1小时；加入当归续煮20分钟，加盐调味即可。

功效

羊肉能暖胃祛寒，可改善寒凝血瘀引起的闭经，适合畏寒怕冷、腹部冷痛的闭经患者食用。

当归能补血、活血，可促进血液循环，对血瘀或血虚引起的闭经均有一定的疗效。

桃仁当归瘦肉汤

材料

猪瘦肉500克，当归30克，桃仁15克，生姜少许，盐6克。

做法

1. 猪瘦肉洗净，切块；桃仁洗净；当归洗净，切片；生姜洗净，去皮切片。

2. 猪瘦肉块入水汆去血水后捞出。

3. 猪瘦肉块、桃仁、当归、生姜片放入炖盅，加入适量清水；大火慢炖1小时后，调入盐，转小火炖熟即可食用。

功效

当归补血、活血，是治疗女性月经不调、闭经、痛经的良药，与桃仁配伍，可增强活血调经之效。

桃仁可活血化瘀、调经通便，对血瘀型闭经有很好的食疗效果。

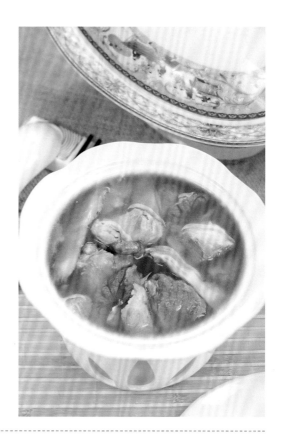

山药红枣猪蹄汤

材料

猪蹄200克，山药10克，枸杞子5克，红枣少许，盐3克。

做法

1. 山药去皮，洗净，切块；枸杞子洗净泡发；红枣去核洗净。

2. 猪蹄洗净，斩块，焯水。

3. 将适量清水倒入炖盅，放入全部处理好的材料，大火煲沸后，改用小火煲3小时，加盐调味即可。

功效

猪蹄和红枣富含铁和维生素C，有很好的养血功效。本品可改善因贫血引起的闭经症状。

山药性质温和，为平补良药，可补肺、脾、肾三脏，对体质虚弱引起的闭经有一定的食疗效果。

玫瑰调经茶

材料

玫瑰花7~8朵，益母草10克。

做法

1. 将玫瑰花、益母草略洗，以去除杂质。

2. 将玫瑰花、益母草放入锅中，加适量清水，大火煮开后再煮5分钟。

3. 关火后倒入杯中即可饮用。

功效

玫瑰花可疏肝解郁、活血通经。本品适用于因情志郁结所致卵巢功能紊乱引起的闭经情况。

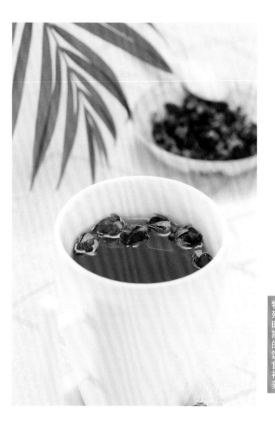

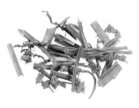

益母草具有活血通经的功效，可改善气滞血瘀引起的月经紊乱、闭经、乳房胀痛等症状。

木瓜墨鱼汤

材料

木瓜500克，墨鱼250克，红枣5枚，生姜3片，盐适量。

做法

1. 将木瓜去皮、籽，洗净，切块；将墨鱼洗净，取出墨鱼骨。

2. 将红枣浸软，去核，洗净。

3. 将以上材料和生姜放入砂煲内，加适量清水，大火煮沸后，改小火煲2小时，加盐调味即可。

功效

墨鱼可养血滋阴、温经通络、调经利水、美肤乌发，是女性的食疗佳品，对改善月经紊乱引起的闭经有一定的食疗效果。

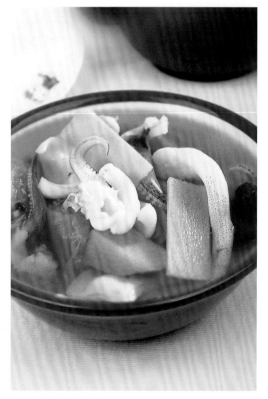

木瓜富含多种维生素，可疏肝健脾，能改善经期紧张、焦虑等症状，对情志郁结引起的闭经也有一定的食疗作用。

青春期补养攻略

"战痘" 秘诀

青春痘，即痤疮，它的出现与皮脂分泌过多、毛囊皮脂腺导管堵塞、细菌感染及由此引发的炎症等因素相关。皮脂腺位于皮层毛囊旁边，其所分泌的油脂和汗腺分泌的汗水，在皮肤表面结合后，会在脸部形成一道具有保护功能的弱酸性薄膜，能防止细菌的入侵，保持皮肤的柔滑、湿润。

青春痘是身体健康状况的"晴雨表"

青春痘的类型多样，症状有轻有重，原因复杂，须进行积极合理的治疗。但是不主张患者自行用药治疗青春痘，因为用药不当反而会加重症状；应该到医院，请专业医师根据具体的情况予以治疗。痘痘出现的位置是身体健康状况的"晴雨表"，据此可大致推断身体的健康情况。

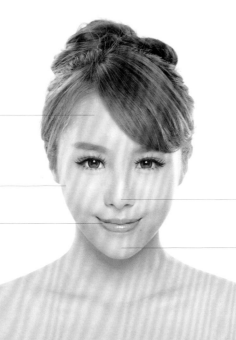

额头上的痘痘，代表心火过旺或血液循环有问题。

脸颊上的痘痘，可能是肺部或肝部功能失常。

嘴唇上的痘痘，很可能是体内毒素积累过多造成的。

鼻头上的痘痘，说明胃火过剩或消化系统有问题。

下巴上的痘痘，很有可能是内分泌失调引起的。

Tips

切勿随手挤压痘痘：第一，挤压会造成部分油脂反被挤入真皮或皮下组织，甚至使毛囊严重破损，以致细菌扩散到周围组织引发感染而形成皮下囊肿；第二，挤压易使真皮的毛细血管破裂，致使未清理完全的污血淤积于毛囊形成痘印；第三，挤压易使表皮细胞损伤死亡，伤口愈合后留下痘疤。

青春痘的出现

当进入青春期，由于生长激素及性激素的大量分泌，皮脂分泌增加，大量的油脂涌向皮肤表面，有的顺利到达体表，有的却因"交通阻塞"而"淤积"在半途。这些遇阻的油脂在不同的情况下，会带来不同的后果，也就是不同类型的青春痘。

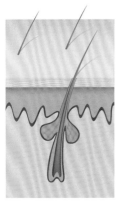
健康的毛囊。

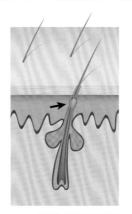
毛囊皮脂腺导管被角质细胞堵塞。

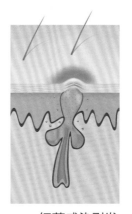
细菌感染引发炎症，形成痤疮。

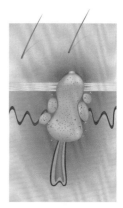
痘痘破裂，脓液流出。

吃对吃好，轻松"清痘"

痘痘影响女性的容貌与形象，是困扰无数女性的一大难题。消除青春痘，你可以从以下有益食材入手，同时适当控制饮食，少吃高脂肪及辛辣、刺激性食物。甜品也应该少吃，因为甜品易致胃肺湿热，进而造成血液瘀滞引发青春痘。

富含维生素A的食材，如金针菜、韭菜、胡萝卜、菠菜、蛋黄、动物肝脏等，能促进上皮细胞的增生，调节皮脂腺分泌。

富含维生素B_2的食材，如动物内脏、乳制品、蛋类和绿叶蔬菜等，能维持人体激素平衡，对皮肤有保护作用。

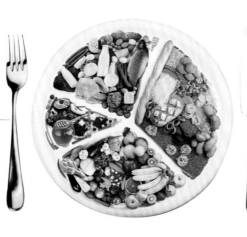

富含维生素B_6的食材，如动物肝脏、蛋黄、乳制品、干酵母、谷麦胚芽、鱼类和蔬菜（胡萝卜、菠菜、香菇）。

富含高纤维的食材，如蘑菇、银耳、黑木耳、芹菜、苦瓜、黄瓜、冬瓜、茭白、绿豆芽、黄豆、藕、西瓜、梨等。

生理期注意事项

生理期即女性经期，是女性的一个特殊时期，因此需要特别的呵护。青春期的女性，由于子宫尚未发育成熟，所以常会在生理期出现痛经，若不细心照顾，就可能会给身体带来伤害，甚至会留下病根。那么，每个月的特殊日子，究竟该怎么护理呢？

生冷食物

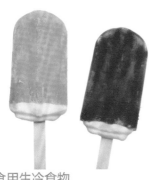

不宜食用生冷食物

生冷食物会使血液循环速度降低，进而影响子宫收缩及经血的排出，易致痛经。

腰酸

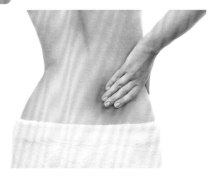

不宜捶腰

敲打腰部会加重盆腔充血，不利于子宫内膜的脱落，导致血流增多、经期延长。

过咸

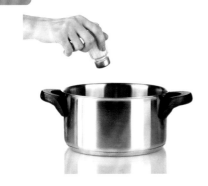

不宜食用过咸的食物

太咸的食物会导致体内盐分增加，从而造成水钠潴留，易造成水肿，甚至引起头痛。

高钾类食材

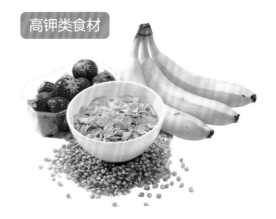

宜食用高钾食物

钾元素具有参与糖与蛋白质代谢、维持神经肌肉正常功能的作用，能够帮助经期女性恢复体力。

鱼、肉、蛋

宜补血、补充蛋白质

经期女性血液中的血浆、蛋白、铁、钙会大量流失，应多补充矿物质与蛋白质，多食一些补血、补蛋白的物质，如蛋、肉、鱼、红枣、菠菜、桂圆、苹果、胡萝卜等。

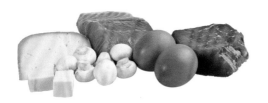

缓解生理期不适这样吃

乌鸡参须粥

材料

乌鸡腿1只，红枣15枚，粳米50克，盐5克，参须适量。

做法

1. 粳米洗净，泡水1小时；乌鸡腿洗净，剁成块；参须洗净后以清水煎煮半小时，取汁备用。

2. 锅中注水，放入洗净的红枣、粳米，用大火煮开。

3. 加入乌鸡腿块、参须汁和适量水，煮开后，改用小火慢慢炖煮至稠，以盐调味搅匀即可。

功效

乌鸡可补肾养血、调经止痛，红枣可补血养颜，对青春期月经不调、面色暗黄者有很好的调养作用。

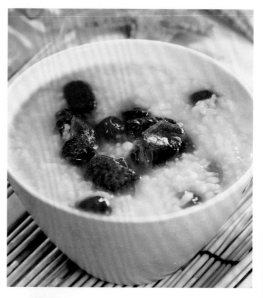

红枣可补脾和胃、益气生津、养血安神。

醪糟银耳

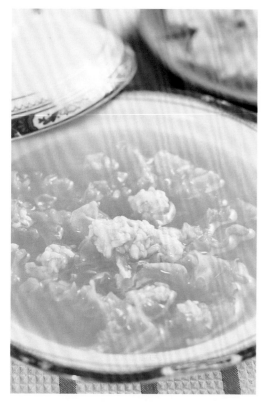

材料

银耳50克，醪糟50克，冰糖20克，盐3克，白糖50克。

做法

1. 银耳泡发洗净，撕朵备用。

2. 锅中注水烧开，放入银耳朵氽透，捞出装入大碗中，加开水和白糖后上笼蒸烂。

3. 锅内加水适量，加入冰糖、盐，煮化后倒入银耳朵、醪糟，烧开后撇除浮沫即可。

功效

银耳可润肺化痰、养阴生津。本品可活血调经、美容润肤，常食能令人面色红润、肌肤细腻。

醪糟营养丰富、味道鲜美。

妊娠期养护攻略
本草调养，预防先兆流产

先兆流产是指在妊娠早期出现的阴道少量出血，时下时止，伴有轻微下腹痛和腰酸的一种疾病。除胎儿基因缺陷及外部环境因素外，多因孕妇体质虚弱，或过度劳累、外伤（包括不当的阴道内诊、性交）所致，可能导致流产，经过适当治疗后也有可能继续妊娠。

引起先兆流产的因素

引起先兆流产的因素包括遗传基因缺陷、环境因素及母体因素，具体如下。

先兆流产原因	遗传基因缺陷	多见于染色体数目异常和结构异常
	环境因素	环境因素引起的女性月经失调、内分泌系统功能异常
		严重时可使生殖细胞的基因损坏，使女性受孕后发生流产、死胎、早产、胎儿畸形或胎儿及新生儿恶性肿瘤
	母体因素	包括全身性疾病，如严重贫血、心衰、高血压等
		生殖器疾病，如单角子宫、双子宫及宫颈口松弛等
		内分泌因素，如内分泌紊乱

中医论先兆流产

中医认为，母体因素引起的先兆流产主要是冲任不固，不能摄血养胎所致。因冲为血海，任主胞胎，冲任之气固摄，则胎有所载，元有所养，其胎便可正常生长发育。反之，则易发生胎漏、胎动不安等症。中医将先兆流产分为气血虚弱、肾虚、血热、外伤等多种类型，所以治疗本病以调理冲任、固摄安胎为主，根据患者所属证型，佐以补益气血、补肾安胎、凉血止血等法。

TIPS

胃肠虚寒者，慎食性味寒凉的食品，如绿豆、银耳、莲子等；体质阴虚火旺者，慎服公鸡、牛肉及油炸类等易使人上火的食品。

先兆流产者宜吃的药材和食材

先兆流产的患者大多身体比较虚弱，须多注意休养。饮食上也要注意以温补和易于消化的食物为主，多吃些富含蛋白质的食物，如鱼类、肉类、蛋类等。多食富含各种维生素及微量元素的食物，如各种蔬菜、水果、豆类、蛋类等。多食富含膳食纤维的食物，以加强胃肠蠕动功能，避免腹胀及便秘。便秘的孕妇禁止用泻药通便，如大黄、番泻叶等。推荐以下几种药材和食材。

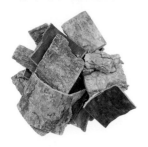

杜仲

杜仲具有补肝肾、强筋骨、安胎气等功效，可用于治疗妊娠漏血、胎漏欲坠、胎动不安等症。

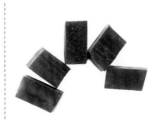

阿胶

阿胶具有滋阴润燥、补血、止血、安胎的功效，可用于治疗血虚引起的胎动不安、胎漏下血。

艾叶

艾叶具有理气血、逐寒湿、温经、止血、安胎的功效，可用于治疗虚寒型胎动不安、滑胎下血。

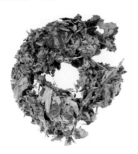

白术

白术有健脾益气、燥湿利水、止汗、安胎的功效，常用于脾胃气弱引起的胎动不安。

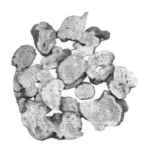

猪肚

猪肚具有补虚损、健脾胃的功效，对脾胃气虚引起的胎漏下血、滑胎有一定的食疗效果。

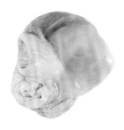

鸽肉

鸽肉具有补肾安胎、益气养血、美颜的功效，可调治先兆流产、贫血、体虚等。

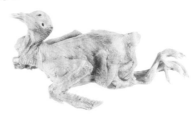

调治先兆流产这样吃

阿胶牛肉汤

材料

牛肉100克，阿胶粉15克，米酒20毫升，生姜片10克，红糖适量。

做法

1. 将牛肉洗净，去筋切片。

2. 牛肉片与生姜片、米酒一起放入砂锅，加适量水，用小火煮30分钟。

3. 加入阿胶粉，并不停地搅拌，至阿胶烊化后加入红糖，搅拌均匀即可关火。

功效

牛肉补脾生血，与阿胶配伍能温中补血，再加上生姜、米酒，更增健脾和胃、理气安胎之功。

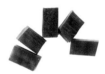

阿胶能补血止血、调经安胎。

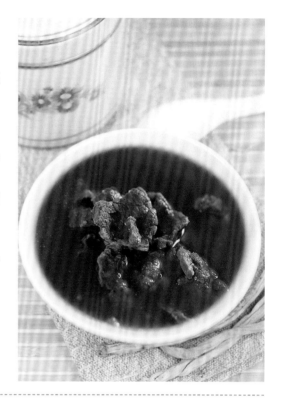

菟杞红枣炖鹌鹑

材料

鹌鹑2只，菟丝子、枸杞子各10克，红枣7枚，绍酒20毫升，盐、味精各适量。

做法

1. 鹌鹑处理干净，斩块，焯水去掉血污。

2. 将菟丝子、枸杞子、红枣用温水浸透，洗净。

3. 将以上用料连同1碗半沸水倒进炖盅，加入绍酒，盖上盅盖，以大火隔水炖30分钟，再改小火炖1小时，用盐、味精调味即可。

功效

菟丝子能补肾安胎。本品对肝肾亏虚引起的胎元不固有很好的食疗作用。

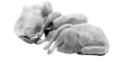

鹌鹑肉可健筋骨、益肝肾。

白术芡实煲猪肚

材料

猪肚250克, 芡实、莲子各30克, 白术15克, 红枣6枚, 生姜3片, 淀粉、盐各适量。

做法

1. 猪肚用淀粉处理干净, 焯水后切条; 芡实、白术分别洗净; 莲子洗净, 去心; 红枣洗净, 去核。

2. 煲内注入适量清水, 放入猪肚条、芡实、莲子、红枣、白术、生姜片, 大火煮开后改小火煲2小时。

3. 加盐调味即可。

功效

白术、猪肚、红枣可健脾益气、安胎, 芡实、莲子能补肾固精、止滑泄。本品适用于脾胃气弱引起的胎动不安。

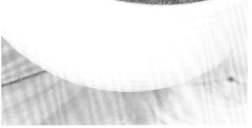

红枣可补益气血。

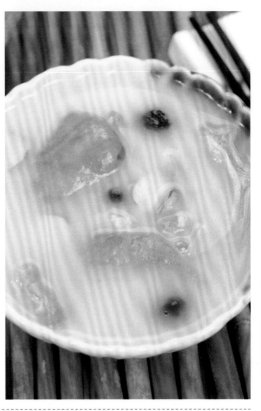

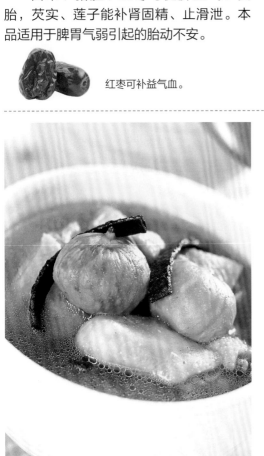

杜仲板栗乳鸽汤

材料

乳鸽肉400克, 板栗150克, 杜仲50克, 盐5克。

做法

1. 乳鸽肉洗净, 切块; 板栗入开水中煮5分钟, 捞起后剥去外壳。

2. 乳鸽块入沸水中汆烫, 捞起冲净后沥干。

3. 将乳鸽块、板栗和杜仲放入锅中, 加6碗水用大火煮开, 再转小火慢煮30分钟, 加盐调味即成。

功效

乳鸽能补肾安胎、益气养血, 板栗可补益肾气。本品对肝肾亏虚引起的先兆流产有很好的补益效果。

杜仲可补肝肾、强筋骨、安胎。

莲子猪肚

材料

猪肚1个，莲子50克，葱白1根，生姜15克，蒜10克，盐、香油各适量。

做法

1. 莲子洗净，泡发，去心；猪肚处理干净，内装莲子，用线缝合；葱白、生姜洗净，切丝；蒜剁泥。

2. 猪肚放入锅中，加清水炖至熟透，捞出沥水，切丝，与莲子、生姜丝、葱白一同放入瓦罐中，以小火炖30分钟。

3. 加入蒜泥、盐和香油，拌匀即可。

功效

莲子可健脾补气、补肾安胎，常食对脾肾两虚引起的胎动不安有一定的疗效，与猪肚同食效果更佳。

猪肚能补虚损、健脾胃。

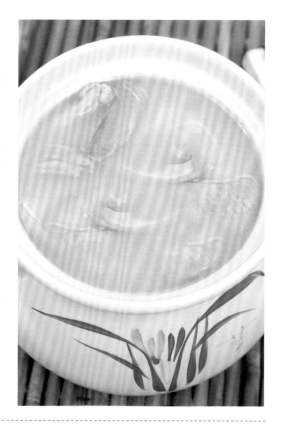

杜仲艾叶鸡蛋汤

材料

杜仲25克，艾叶20克，鸡蛋2个，盐5克，生姜丝少量。

做法

1. 杜仲、艾叶分别用清水洗净。

2. 鸡蛋打入碗中，搅成蛋液，再加入洗净的姜丝，放入油锅内煎成蛋饼，切成块。

3. 将以上材料放入煲内，加适量水，大火煲至沸腾，改用中火续煲1小时，加盐调味即可。

功效

杜仲能补肝肾、理气安胎，可用于治疗妊娠漏血、胎动不安。本品既补肝肾，又能暖宫安胎。

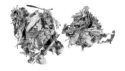

艾叶能温经散寒、暖宫安胎。

葡萄干红枣汤

材料

红枣15克，葡萄干30克。

做法

1. 葡萄干洗净，备用。

2. 红枣去核，洗净。

3. 锅中加适量水，大火煮沸，先放入红枣煮10分钟，再下入葡萄干煮至枣烂即可。

功效

此汤可补血、安胎，对血虚引起的胎动不安有较好的疗效，症见患者面色苍白、神疲乏力等。

葡萄干肉软清甜，铁和钙含量丰富，是儿童、妇女及体弱贫血者的滋补佳品。

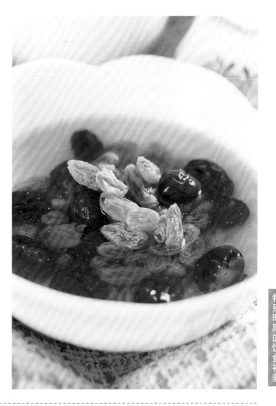

菟丝子粳米粥

材料

粳米100克，菟丝子20克，白糖、葱各适量。

做法

1. 将粳米淘洗干净，置于冷水中浸泡半小时后捞出沥干水分，备用；菟丝子洗净；葱洗净，切碎。

2. 锅置火上，倒入清水，放入粳米，以大火煮至米粒开花。

3. 加入菟丝子煮至浓稠状，撒上葱花，调入白糖拌匀即可。

功效

粳米能补中益气、健脾和胃，菟丝子理气安胎。本品对肝肾亏虚引起的胎动不安、腰膝酸软有很好的疗效。

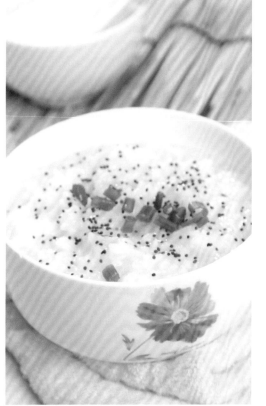

菟丝子可滋补肝肾、固精缩尿、明目、止泻。

本草调理，防治滑胎有一手

自然流产连续3次以上，且每次流产往往发生在同一妊娠月份者为习惯性流产；常分为早期习惯性流产和晚期习惯性流产：早期习惯性流产指流产发生在妊娠12周以前，晚期习惯性流产指流产发生在妊娠12周以后。

引起习惯性流产的因素

习惯性流产的原因大多为孕妇黄体功能不全、甲状腺功能低下、先天性子宫畸形、子宫发育异常、宫腔粘连、子宫肌瘤、染色体异常、自身免疫功能低下等。晚期习惯性流产常为子宫颈内口松弛所致，多由于刮宫或扩张宫颈所引起的子宫颈口损伤，少数可能属于先天性子宫发育异常。此类患者在妊娠中期之后，由于羊水增多，胎儿长大，宫腔内压力增大，胎囊可自宫颈内口突出，当宫腔内压力增大至一定程度，就会破膜而流产。

习惯性流产的症状

习惯性流产多有腰酸背痛、阴道少许出血、下腹疼痛、妊娠物排出等症状。

阴道少许出血：早期习惯性流产者阴道出血情况可能会延续几天，也有可能会连续几周，但是血量一般较少。若血量增多，则易导致流产

下腹疼痛：习惯性流产者怀孕后往往有下腹部位隐隐疼痛的感觉，一般伴有阴道少量出血

习惯性流产症状

妊娠物排出：有部分妊娠物排出体外，为不完全流产；若子宫内妊娠物完全排出，为完全流产。此时应及时去医院做清宫处理，避免残留的妊娠物在体内引发感染

子宫颈口松弛：检查时可发现宫颈扩张，或看到胎囊堵塞宫颈口

TIPS

习惯性流产被中医称为"滑胎"。中医认为，滑胎的主要病机是母体冲任损伤或胎元不固；或胚胎缺陷，不能成形，故而屡孕屡堕；或因孕后房事不节，纵欲所伤，以致肾气亏虚，冲任不固，胎失所系，而致屡孕屡坠，遂为滑胎。常见的病因为气血不足、脾肾亏虚，所以治疗滑胎应从补益气血、健脾固肾等方面着手。

习惯性流产者宜吃的药材和食材

　　习惯性流产患者身体多比较虚弱，饮食上应以补虚、增强体质为主。可多吃些富含蛋白质和微量元素的食物，如鱼类、肉类、蛋类、乳制品、坚果等。多食富含维生素、易于消化的食品，如各种蔬菜、水果、豆浆等。胃肠虚寒者，慎服性味寒凉的食品，如绿豆、银耳、苦瓜等。体质阴虚火旺者，慎服公鸡、牛肉等易使人上火的食物。多食富含膳食纤维的食物，以加强肠胃蠕动功能，避免便秘。

杜仲

　　杜仲补肝肾、强筋骨、安胎气，可用于治疗妊娠下血、胎漏欲坠、胎动不安等症。

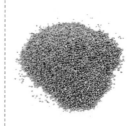

菟丝子

　　菟丝子滋补肝肾、固精缩尿、安胎，可用于腰膝酸软、肾虚滑胎、胎动不安等症。

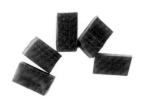

阿胶

　　阿胶可滋阴润燥、补血、止血、安胎，可用于治疗血虚引起的胎动不安等症。

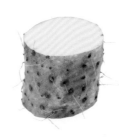

山药

　　山药补气补脾、补肾涩精，对脾胃气虚引起的滑胎下血有一定的食疗效果。

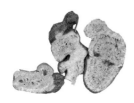

白术

　　白术可健脾益气、燥湿利水、安胎，常用于脾胃气弱引起的胎动不安、滑胎下血。

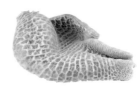

羊肚

　　羊肚能补虚损、健脾胃，对脾胃气虚引起的胎漏下血、滑胎有一定的食疗效果。

乌鸡

　　乌鸡能滋阴补肾、养血填精，对体质虚弱的习惯性流产者有很好的食疗效果。

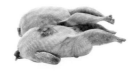

鹌鹑

　　鹌鹑肉能补五脏、益精血、温肾助阳，对先兆流产、习惯性流产者均有食疗效果。

调治习惯性流产这样吃

枸杞杜仲炖鹌鹑

材料

鹌鹑3只，枸杞子20克，杜仲10克，生姜5克，葱、盐、味精、绍酒各适量。

做法

1. 将鹌鹑宰杀，洗净；枸杞子、杜仲浸透洗净；生姜、葱分别洗净，生姜切片，葱切段。

2. 锅内加水烧开，放入绍酒、生姜片、鹌鹑煮开，捞起待用。

3. 将鹌鹑、枸杞子、杜仲、生姜片一起放入干净的炖盅内，加入清水炖2小时，调入盐、味精，撒入葱段即成。

功效

鹌鹑肉能益精血、温肾助阳、安胎，对先兆流产、习惯性流产患者均有一定的食疗效果。

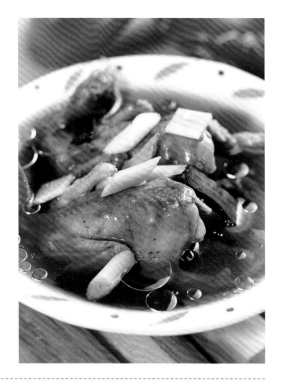

补肾乌鸡汤

材料

乌鸡肉300克，杜仲、菟丝子、桑寄生、山药、白果各10克，枸杞子5克，盐3克，生姜2克。

做法

1. 乌鸡肉洗净切块；杜仲、菟丝子、桑寄生、山药、白果和枸杞子分别洗净沥干；生姜洗净，去皮切片。

2. 将以上材料放入锅中，倒入适量水，加盐拌匀。

3. 用大火煮开，转小火炖约30分钟即可。

功效

杜仲、菟丝子、桑寄生均可滋补肝肾、理气安胎，对肾虚引起的先兆流产、习惯性流产均有一定的食疗效果。

桑寄生可益肝肾、强筋骨、安胎。

杜仲艾叶瘦肉汤

材料

猪瘦肉120克，阿胶15克，杜仲15克，艾叶30克。

做法

1. 杜仲、艾叶洗净；阿胶打碎。
2. 猪瘦肉洗净，切大块。
3. 把杜仲、艾叶与猪瘦肉放入锅内，加适量清水，大火煮沸后，改小火煲1小时，加入阿胶同炖，搅拌至烊化即可。

功效

本品具有养血安胎、暖宫止血的功效，适用于先兆流产或肾虚、阳虚、血虚型习惯性流产。

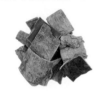

杜仲能补肝肾、理气安胎。

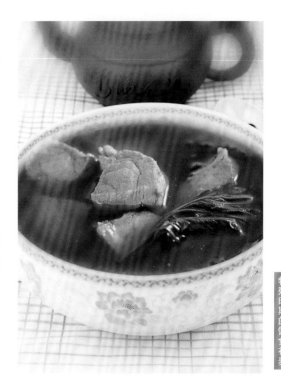

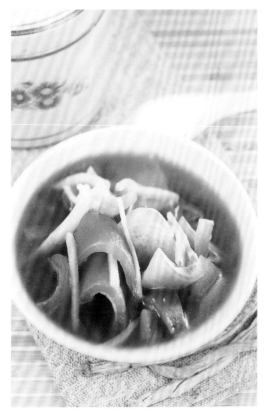

阿胶猪皮汤

材料

猪皮500克，阿胶25克，葱白15克，生姜、花椒水、绍酒、味精、盐、酱油各适量。

做法

1. 将阿胶放入碗内，加入绍酒，上蒸笼蒸化。
2. 把生姜洗净切丝；把猪皮洗净，放锅内煮透，捞出，用刀将猪皮里外刮干净，再切成条。
3. 锅内加适量开水，下猪皮及阿胶、葱白、生姜丝、花椒水、盐、绍酒、酱油，先用大火烧开，再转小火熬30分钟即可。

功效

此汤具有补血安胎的功效，对气血亏虚引起的胎动不安有一定的食疗作用。

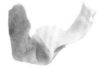

猪皮可滋阴补虚、养血益气。

艾叶煮鸡腿

材料

鸡腿2只，艾叶30克，菟丝子15克，绍酒、盐、味精各适量。

做法

1. 将鸡腿洗净，剁成块；艾叶、菟丝子分别洗净。

2. 砂锅中注入适量清水，放入艾叶、菟丝子和鸡腿块。

3. 烧开后，捞去浮沫，加入绍酒和盐，小火炖至熟烂，下味精即可。分2次趁热食用。

功效

菟丝子可补肾温阳、理气安胎；鸡腿益气补虚。本品可用于小腹冷痛、滑胎下血、宫冷不孕等症。

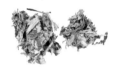

艾叶能散寒止痛、温经止血、暖宫安胎。

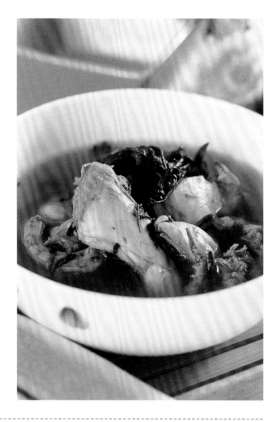

山药白术羊肚汤

材料

羊肚250克，红枣、枸杞子各15克，山药、白术各10克，盐、鸡精各适量。

做法

1. 羊肚洗净，切块，焯水；山药洗净，去皮，切块；白术洗净，切段；红枣、枸杞子洗净，浸泡。

2. 锅中烧水，放入羊肚、山药、白术、红枣、枸杞子，加盖炖2小时。

3. 调入盐和鸡精即可。

功效

本品既能补虚健脾，还能益气安胎，对气血亏虚引起的习惯性流产、先兆流产均有一定的食疗作用。

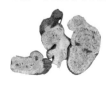

白术具有补气健脾、补肾安胎的功效。

菟丝子煲鹌鹑蛋

材料

鹌鹑蛋（熟）400克，菟丝子9克，红枣、枸杞子各12克，生姜片、盐各适量。

做法

1. 菟丝子洗净，装入小布袋中，绑紧袋口；红枣及枸杞子均洗净。

2. 将红枣、枸杞子及装有菟丝子的小布袋放入锅内，倒入适量清水。

3. 加入鹌鹑蛋和洗净的生姜片，以大火煮开，改小火继续煮约1小时，捞出小布袋，以盐调味即可。

功效

红枣养血益气，枸杞子滋补肝肾，与鹌鹑蛋合用，对体质虚弱、气血不足的习惯性流产患者大有补益。

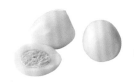

鹌鹑蛋可强壮筋骨、补气安胎。

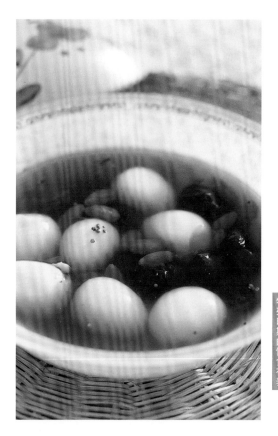

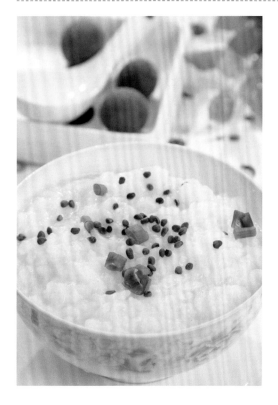

酸枣仁粳米粥

材料

酸枣仁60克，粳米100克，葱花、白糖各适量。

做法

1. 将酸枣仁洗净，加水煎煮10分钟。

2. 将粳米放入酸枣仁汤中，加水适量，以小火熬煮至浓稠。

3. 加入葱花和白糖即可食用。

功效

酸枣仁可养心益肝、安神敛汗，与粳米合煮为粥，具有补虚损、益脾胃、滋肝肾、安胎之功效。

酸枣仁有养心益肝、安神敛汗之效，可理气安胎。

食疗缓解妊娠反应

妊娠反应属于妊娠期多发症状，一般是指妊娠早期出现的恶心呕吐、头晕倦怠，甚至食入即吐等症状，常见于年轻的初产妇。若妊娠早期仅有恶心择食、头晕，或晨起偶有呕吐，为早孕反应，一般在妊娠3个月后逐渐消失。

引起妊娠反应的因素

妊娠反应主要是冲气上逆、胃失和降所致。临床上常见的病因病机有脾胃虚弱、肝胃不和，呕吐日久者会出现气阴两虚症状。妊娠反应的辨证主要根据呕吐物的性状和患者的口感，结合全身情况综合去分析。治疗当以调气和中、降逆止呕为主，佐以健脾、疏肝、化湿、益气养阴等。

呕吐症状	症状分析
口淡、呕吐清涎	多为脾胃虚弱
口中黏腻，呕吐稠厚痰涎	多为脾虚湿盛
口苦、呕吐酸水或苦水	多为肝胃不和
干呕或呕吐血性物	多为气阴两虚

妊娠反应的应对策略

妊娠反应的难受程度不是亲历者是不能体会的，所以，早孕女性要想缓解这种不适，应掌握一些小策略。

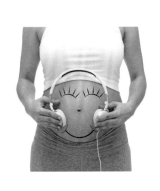

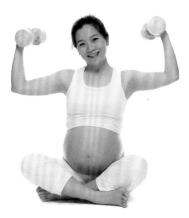

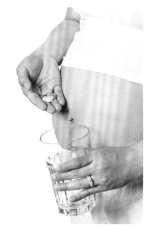

愉快

保持心情轻松愉快。孕妇可自学一些保健知识，以正确认识妊娠反应，尽量消除心理上的负担。

运动

适当进行轻缓的活动，如室外散步、做孕妇保健操等，可改善心情、强健身体、减轻妊娠反应。

补水

呕吐频繁导致身体缺水者应及时补充体液，服药时可采取少量多次、缓缓饮服的方法，以获药力。

妊娠反应者宜吃的药材和食材

在饮食方面，须调配饮食，饮食宜清淡、易消化，宜采取少量多餐的进食原则。多食具有健脾胃、止呕吐的食物，如砂仁、生姜、白扁豆、猪肚、鲫鱼等。忌食肥甘厚味及辛辣刺激性食物，如肥肉、辣椒、胡椒等。忌食生硬、难消化的食物，如烧烤、油炸食物等，这些食物食后易胀气，会加重身体不适感。以下食物则可以适当进食，易于缓解妊娠反应。

生姜

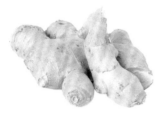

生姜有解表、散寒、止呕、化痰的功效，常用于脾胃虚寒、食欲减退、恶心呕吐等症。

豆蔻仁

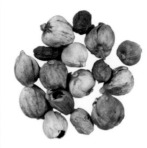

豆蔻仁可行气暖胃、消食除胀、宽中止呕，常用于治疗食滞、胸闷、吐逆、反胃、呕吐等症。

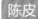

陈皮

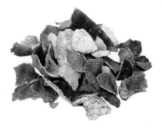

陈皮可理气健脾、行气消食，对妊娠期孕妇厌食、呕吐、食后腹胀、恶心有一定的疗效。

砂仁

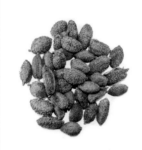

砂仁可行气调中、和胃醒脾，主治腹痛痞胀、食少腹胀、噎嗝呕吐、寒泻冷痢、妊娠胎动不安。

黄芪

黄芪可补气健脾、生津利尿，可用于脾胃气虚所致的厌食、食少腹胀、恶心呕吐等症。

白扁豆

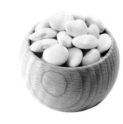

白扁豆可健脾化湿、和中止呕，常用于脾胃虚弱、食欲不振、暑湿吐泻、胸闷腹胀等症。

鲫鱼

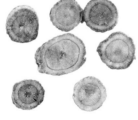

鲫鱼可益气健脾、益胃止呕，对妊娠反应有一定的缓解作用。

香菜

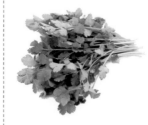

香菜有消食下气、开胃醒脾、调和中焦的作用，适用于缓解食欲不振、腹胀、恶心、呕吐等症。

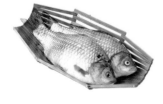

缓解妊娠反应这样吃

白扁豆鸡汤

材料

鸡腿肉300克，白扁豆100克，莲子40克，砂仁10克，盐5克。

做法

1. 砂仁洗净，煎汁备用；鸡腿肉洗净，切块；莲子洗净。将适量清水、鸡腿块、莲子置入锅中，以大火煮沸，转小火续煮45分钟备用。

2. 白扁豆洗净，切小块，放入锅中与其他材料混合，以小火煮至白扁豆熟软。

3. 放入砂仁汁，搅拌均匀后，加盐调味，即可关火。

功效

本品能改善脾胃虚弱、食欲不振、恶心呕吐、胸闷腹胀等症，对妊娠期呕吐有较好的食疗效果。

砂仁可温脾止泻、和中止呕。

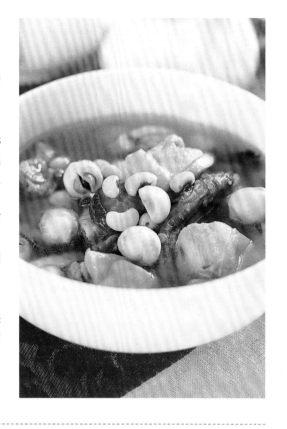

香菜砂仁鱼片汤

材料

香菜50克，砂仁5克，生姜20克，鲫鱼100克，盐、酱油、味精各适量。

做法

1. 将香菜洗净切段；砂仁洗净，煎汁备用；生姜洗净切丝。

2. 鲫鱼洗净切薄片，用盐、姜丝、酱油拌匀，腌渍10分钟。

3. 腌渍的鱼片、砂仁汁放入锅中，加适量水，煮熟，撒入香菜段，加盐、味精即可。

功效

鲫鱼、砂仁、生姜能健脾利湿、和胃止呕。此汤有暖胃和中、行气止呕的功效。

香菜有行气温胃、止呕的作用。

豆蔻陈皮鲫鱼羹

材料

鲫鱼1条，豆蔻、陈皮各适量，食用油、盐各少许，葱段15克。

做法

1. 鲫鱼宰杀并收拾干净，斩成两段后下入热油锅煎香；豆蔻、陈皮均洗净浮尘。

2. 锅置火上，倒入适量清水，放入鲫鱼，待水烧开后加入豆蔻、陈皮，煲至汤汁呈乳白色。

3. 加入葱段继续熬煮20分钟，调入盐即可。

功效

鲫鱼可益气健脾、益胃止呕，陈皮能理气健脾，本品对妊娠期恶心、厌食、呕吐等症状有一定的食疗功效。

豆蔻能行气暖胃、消食除胀、宽中止呕。

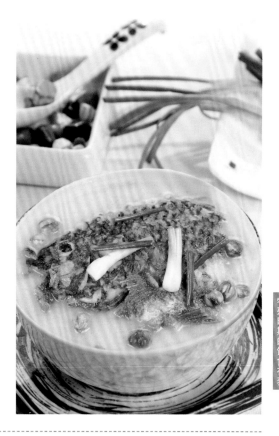

砂仁黄芪猪肚汤

材料

猪肚250克，银耳100克，黄芪25克，砂仁10克，盐适量。

做法

1. 银耳以冷水泡发，去蒂，撕小块；黄芪洗净备用；砂仁洗净。

2. 猪肚处理干净，焯水，切片。

3. 将猪肚片、银耳块、黄芪、砂仁放入瓦煲内，大火烧沸后再以小火煲2小时，加盐调味即可。

功效

黄芪、猪肚均可补气健脾。本品对妊娠妇女恶心呕吐、神疲乏力、困倦等症均有一定疗效。

银耳可滋阴益胃。

酸枣仁桂圆腰豆粥

材料

酸枣仁10克，糯米80克，腰豆、红豆、花生、绿豆、桂圆肉、莲子各适量。

做法

1. 腰豆、红豆、花生、绿豆、桂圆肉、莲子均洗净，泡发；糯米洗净。

2. 锅置火上，注水后，放入糯米、腰豆、红豆、花生、绿豆、桂圆肉、莲子，煮至开花。

3. 改用小火煮至粥浓稠可闻见香味时，再放入洗净的酸枣仁，搅拌均匀后即可关火。

功效

本品营养丰富，对妊娠呕吐剧烈、摄食过少而导致营养不良的患者有很好的补益作用。

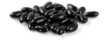

腰豆可理中益气、补肾健胃，对孕妇有一定的补益作用。

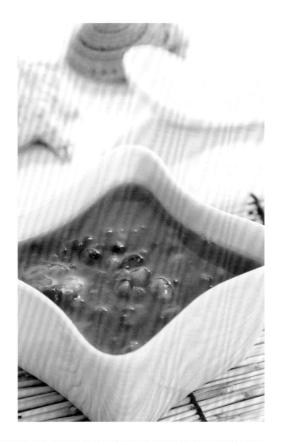

生姜牛奶

材料

鲜牛奶200毫升，生姜10克，白糖20克。

做法

1. 生姜洗净，切丝。

2. 将鲜牛奶、生姜丝混合在一起放锅里。

3. 以大火煮沸，边煮边搅拌，起泡后即可关火，加入白糖调匀，稍晾后即可饮用。

功效

生姜可驱散寒邪、温中止呕，配合牛奶服用可镇吐止呕、增进食欲，可缓解脾胃虚寒所致的妊娠反应。

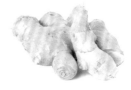

生姜性温，阴虚、内有实热或患痔疮者忌用。

莲子山药炖鸽蛋

材料

山药50克，枸杞子10克，莲子10克，鸽蛋3个，生姜5片，猪瘦肉50克，盐适量，米酒10毫升。

做法

1. 山药去皮，洗净，切小块；枸杞子、莲子、生姜片均洗净备用。

2. 猪瘦肉洗净切块，汆烫后捞起备用；鸽蛋煮熟后去壳。

3. 将以上材料放进锅内，加水1500毫升，以大火煮沸后转中火炖煮2小时，下入米酒，炖至呈浓汤状，加盐调味即可。

功效

山药、鸽蛋可健脾补虚，枸杞子富含多种维生素，可滋阴补肝肾。本品适用于妊娠期呕吐剧烈导致的营养不良。

鸽蛋能补精气、益肝肾。

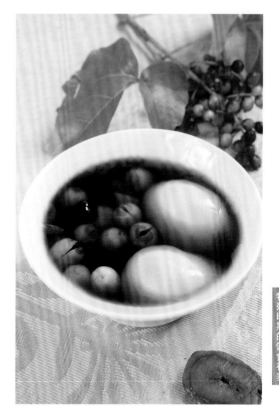

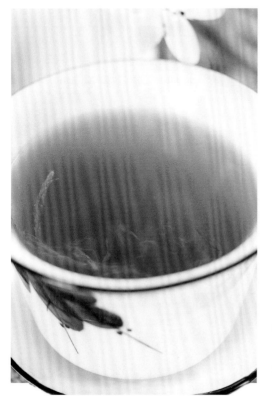

生姜橘皮茶

材料

生姜10克，橘皮10克，红糖适量。

做法

1. 将生姜、橘皮分别洗净，切细丝，放入锅中。

2. 锅中加水500毫升，煮至300毫升即可关火。

3. 加入红糖即可饮用。

功效

生姜可温胃止呕，红糖可养血补虚。本品对胃寒呕吐的早孕患者有很好的补益，既能止呕，还能改善体虚症状。

橘皮可理气健脾、行气和胃。

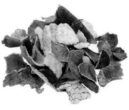

特别提示：生姜与红糖煮水饮用对缓解痛经有很好的疗效，也可预防风寒感冒。

食疗帮你改善妊娠水肿

妊娠水肿，多以妊娠中晚期孕妇出现面目四肢甚至全身水肿为主要症状。若在妊娠晚期，仅见足部、踝部或双膝下轻度水肿，无其他不适，且多能于平卧后自消者，不做病理考虑。

认识妊娠水肿

妊娠中晚期出现水肿，多见于初产妇、多胎、羊水过多、血劳、风眩、肾病患者。少数孕妇水肿虽不明显，但体重每周增加500克，也可参照妊娠水肿进行饮食调理。

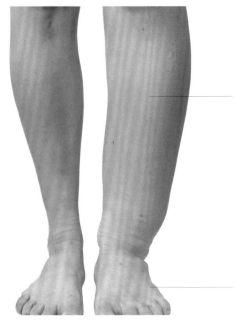

水肿处皮肤紧张而发亮，按之有凹陷。

水肿多由踝部开始逐渐向小腿、大腿、腹壁及全身蔓延。

TIPS

妊娠水肿患者应增加产前检查次数，密切观察病情，保证休息时间；尽量选择左侧卧位，补充足够的蛋白质、维生素、铁和钙，严格限制钠盐。

中医论妊娠水肿

妊娠水肿的发病病机为脾胃气虚，转输失职，水湿停聚，流注于肌表，发为本病。肾虚命门火衰，膀胱气化失职，不能气化行水。肾为胃之关，肾阳不布，则关门不利，水湿泛溢肌肤而为肿。孕四个月后，胎体见长，阻碍气机升降，遂致气滞肿胀。中医将妊娠水肿分为脾虚型和肾阳虚型，治疗本病当以补脾温肾为本、利水消肿为标。

妊娠水肿类型	主要症状
脾虚型	妊娠数月，面目四肢水肿或遍及全身，伴胸闷气短、口淡无味、食欲不振、大便溏薄，或舌质胖嫩，苔薄白或腻、边有齿痕，脉缓滑无力
肾阳虚型	妊娠数月，面浮肢肿，尤以腰以下为甚，四肢欠温、腰膝无力，舌质淡或边有齿痕，苔白润，脉沉迟

妊娠水肿者宜吃的药材和食材

　　妊娠水肿患者应注意饮食营养均衡，多食具有健脾益气、利水消肿的食物，如鲫鱼、赤小豆、冬瓜、荸荠、猪肚等。饮食宜清淡，宜低盐饮食，忌食腌肉、咸菜等。因为摄盐过多会影响体内水液代谢，从而加重水肿。忌吃性寒滋腻、海腥发物和刺激性食物，这些食物不仅不利于消除水肿，还对孕妇及胎儿不利。

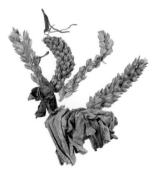

车前草

　　车前草具有利水消肿、清热明目的功效，主要用于治疗小便不利、水肿等常见病症。

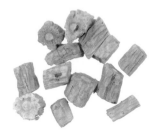

党参

　　党参可补中益气、健脾益肺，可用于治疗因脾胃气虚、水湿运化不利所造成的妊娠水肿。

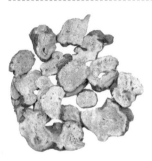

白术

　　白术能健脾益气、燥湿利水、止汗、安胎，常用于虚胀腹泻、水肿、小便不利等病症的治疗。

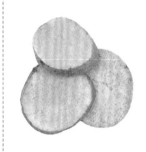

泽泻

　　泽泻具有利水、渗湿、泄热的功效，主治小便不利、水肿胀满、呕吐、泻痢、痰饮、淋病等。

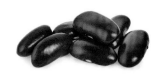

赤小豆

　　赤小豆有消肿、利尿、健脾养胃、解毒等功效，还能增进食欲，促进消化。

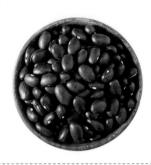

黑豆

　　黑豆有消肿下气、活血利水、补肾益阴等作用，对妊娠水肿有一定食疗功效。

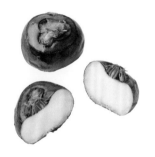

荸荠

　　荸荠可清热解毒、利水消肿、化湿祛痰、消食除胀，对水肿、小便不利等疾病有食疗作用。

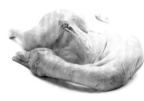

鸭肉

　　鸭肉可滋阴补虚、清热健脾，适用于身体虚弱、病后体虚及营养不良性水肿、妊娠水肿等。

调治妊娠水肿这样吃

白术茯苓牛蛙汤

材料

牛蛙2只，白术、茯苓各15克，白扁豆30克，芡实20克，盐5克。

做法

1. 白术、茯苓均洗净，投入砂锅，加入适量清水，用小火煲30分钟后，滤渣留汁。

2. 牛蛙宰洗干净，去皮斩块，备用；芡实、白扁豆均洗净，投入砂锅内大火煮开后转小火炖煮20分钟，再将牛蛙块放入锅中炖煮。

3. 加入盐与药汁，一同煲至熟烂即可。

功效

白扁豆、牛蛙可健脾利水、滋补解毒，本品对脾虚水湿内停所致的妊娠水肿有很好的食疗效果。

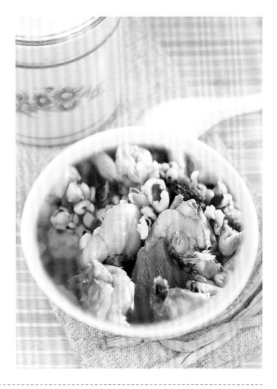

茯苓健脾益气、利水消肿。

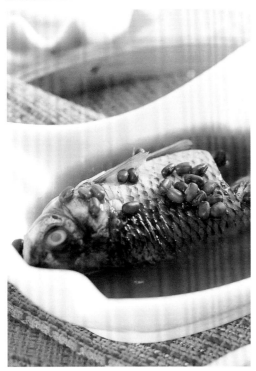

赤小豆炖鲫鱼

材料

赤小豆50克，鲫鱼1条，盐适量。

做法

1. 将鲫鱼处理干净，备用。

2. 赤小豆洗净，备用。

3. 鲫鱼和赤小豆放入锅内，加适量清水，以小火炖至鱼熟烂，加盐调味即可。

功效

本品具有健脾益气、利水消肿、解毒渗湿的功效，对妊娠水肿、小便排出不畅等病症都有食疗作用。

鲫鱼可健脾利湿、补中益气。

特别提示：在熬鲫鱼汤时，可以先用油将鲫鱼煎至表皮略黄，再加开水以小火慢熬，这样会使得鱼肉鲜嫩，鱼汤呈乳白色，味道更鲜美。

胡萝卜荸荠煮鸡腰

材料

胡萝卜、荸荠各100克，鸡腰150克，去皮山药块、枸杞子、茯苓、黄芪各10克，生姜片5克，盐、料酒、味精各适量。

做法

1. 胡萝卜、荸荠均洗净，胡萝卜去皮切菱形，荸荠去皮；山药块、枸杞子、茯苓、黄芪、生姜片均洗净，鸡腰清洗干净。

2. 胡萝卜、荸荠下锅焯水；鸡腰加料酒腌渍后下锅焯水。

3. 以上材料放入锅中，加适量清水，大火烧沸后转小火煲熟，加盐、味精调味即可。

功效

荸荠、茯苓均有利水消肿的作用；黄芪、山药可健脾益气、助脾运湿，帮助消除水肿。

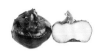

荸荠可凉血生津、消食除胀。

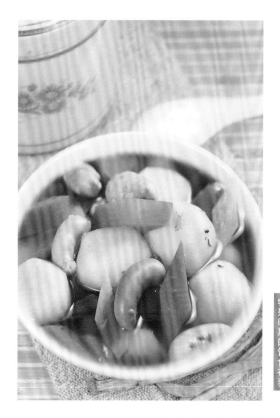

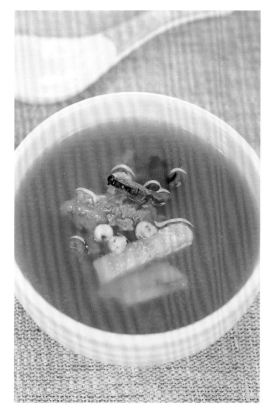

粉葛薏仁脊骨汤

材料

猪脊骨150克，粉葛、薏苡仁各适量，车前子、泽泻各10克，盐2克。

做法

1. 猪脊骨洗净，斩块；粉葛洗净，切块；薏苡仁洗净，浸水15分钟；车前子、泽泻洗净，煎汁备用。

2. 净锅入水烧开，下猪脊骨汆尽血水，捞出洗净。

3. 将猪脊骨块、粉葛块、薏苡仁放入瓦煲，注入清水，大火烧开后改小火煲炖2小时，倒入药汁，加盐调味即可。

功效

车前子、泽泻均有利尿消肿的功效，再加上利水消肿的薏苡仁，三者合用，效果更佳。

薏苡仁可健脾祛湿、利水消肿。

车前草猪肚汤

材料

鲜车前草30克，猪肚130克，薏苡仁、赤小豆各20克，红枣5枚，淀粉、盐各适量。

做法

1. 鲜车前草、薏苡仁、赤小豆洗净；猪肚翻转，用盐、淀粉反复搓擦，用清水冲净。

2. 锅中注水烧沸，加入猪肚汆至收缩，捞出切片。

3. 在砂煲内注入清水，煮沸后加入所有食材，以小火煲2.5小时，加盐调味即可。

功效

猪肚可健脾补虚；薏苡仁、黑豆均可健脾利水，还能清热解毒。本品对脾虚湿盛的妊娠水肿患者有很好的食疗效果。

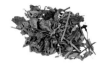

车前草可利尿通淋、消除水肿。

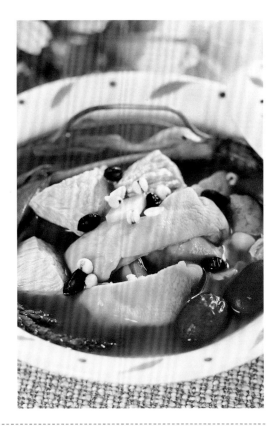

荸荠香菇鸡爪汤

材料

鸡爪300克，荸荠100克，茯苓、白术各15克，干香菇50克，枸杞子20克，盐、鸡精各适量。

做法

1. 鸡爪洗净；荸荠洗净，去皮，切块；干香菇、枸杞子洗净，浸泡。

2. 锅中注水烧沸，放入鸡爪过水，取出洗净。

3. 将鸡爪、荸荠、干香菇、枸杞子、茯苓、白术放入锅中，加清水慢火炖2小时，调入盐、鸡精即可。

功效

本品对妊娠水肿有很好的食疗效果，适量食用可达消肿目的，还能增强脾胃功能。

白术可补气健脾、利水消肿。

玉米须鲫鱼汤

材料

鲫鱼450克，玉米须90克，莲子50克，食用油、盐、味精各少许，香菜、生姜片各5克。

做法

1. 将鲫鱼收拾干净，在鱼身上划几刀；玉米须洗净；莲子洗净、泡发备用。

2. 锅上火倒入油，放生姜片炝香，下入鲫鱼略煎，再倒入水，加入玉米须、莲子炖至熟，调入盐、味精即可。

3. 食用前，将玉米须捞出丢弃，撒入洗净的香菜，饮汤食鱼肉。

功效

鲫鱼健脾利水，莲子健脾补肾。本品对脾肾虚弱致水湿上泛肌肤所形成的水肿有很好的食疗功效。

玉米须能利水消肿、利尿通淋。

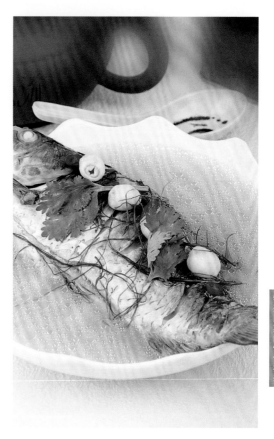

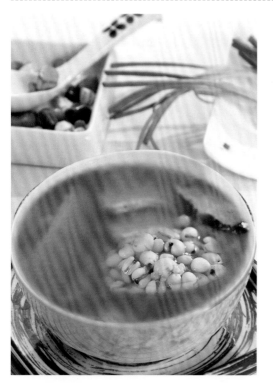

泽泻薏仁瘦肉汤

材料

猪瘦肉60克，泽泻15克，薏苡仁30克，盐3克，味精2克。

做法

1. 猪瘦肉洗净，切片；泽泻、薏苡仁洗净。

2. 把所有材料一起放入锅内，加适量清水，大火煮沸后转小火煲1~2小时，拣去泽泻，调入盐和味精即可。

功效

薏苡仁具有健脾除湿的作用，猪瘦肉能补气健脾。本品对脾虚妊娠水肿、小便不利有很好的辅助治疗作用。

泽泻可利水、渗湿、泄热。

产后恢复攻略
产后调养，快速恢复身材

一般来说，产后肥胖与普通肥胖的定义并无不同，通常医生或营养师建议，怀孕期间以增加11千克左右的体重为原则，怀孕前体重较轻的女性，所增长的体重应该稍多一些；体重较重的女性，则应适当控制体重。

产后减肥的"黄金六月"

产后有没有及时减重，和以后体重的增长多少有一定关系，产后6个月是控制体重的"黄金时期"。此外，产后积极运动和选择母乳喂养的产妇，在体重控制上会做得更好，如果能哺喂婴儿3个月以上，减重的效果将会更好。

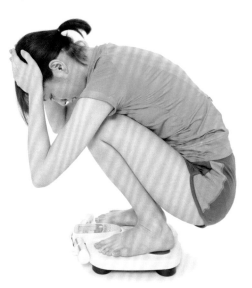

产后6个月之内

如果恢复到怀孕前的体重，则8~10年后，平均体重大约增加3千克

产后6个月以后

如果体重仍然远远超过孕前，则8~10年后，平均体重大约会增加8千克

| 1 | 2 | 3 | 4 | 5 | 6 | 7 | 8 | 9 | 10 | 11 |

TIPS

产后瘦身最好从饮食与运动着手，不要有快速减肥的期待，哺乳期的妇女以一周减少0.5~1千克最适宜，6个月内减少10%的体重是理想的情况。

由于减肥药物所产生的副作用因人而异，因此最好在经过医生评估与建议之后再使用，坐月子和哺乳期间最好不要使用药物。产后体重过重的妇女，可以在有资质的产后康复人士的帮助下，结合减重医学、女性内分泌学、心理学、营养学等知识有效且健康地减重，可在很大程度上避免体重反弹。

产后妈妈饮食养颜经

合理、科学的饮食可提高皮肤细胞的新陈代谢，为皮肤补充养分，使皮肤更加光泽、细嫩，富有弹性。做了妈妈的女性，如果能根据自己所处年龄阶段的生理变化，合理安排日常饮食，就能从根本上做好产后养颜护肤工作。总的来说，产后妈妈养颜要多食含维生素C、维生素E及蛋白质的食物，如西红柿、柠檬、红枣、芝麻、核桃、薏苡仁、花生、猪瘦肉等。

产后养颜营养摄取建议

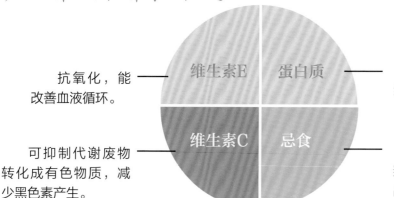

抗氧化，能改善血液循环。—— 维生素E

蛋白质 —— 可促进皮肤组织修复、更新。

可抑制代谢废物转化成有色物质，减少黑色素产生。—— 维生素C

忌食 —— 少食油腻、辛辣、味甘肥厚的食品，忌烟酒，不饮过浓的咖啡。

拒绝长痘痘

产后长痘痘除了内分泌变化的原因，还有可能是情绪压力及睡眠受到影响造成的。因此，要消灭痘痘，新手妈妈首先要记得保持心情舒畅。饮食上要注意营养搭配，还要补充些清凉下火的食物。

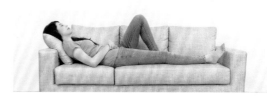

充足的睡眠对皮肤保养非常重要，优质睡眠可有效减缓女性皮肤的衰老。

告别妊娠斑

妊娠斑是怀孕后胎盘大量分泌雌激素而产生的。消除妊娠斑需要一定的时间，也依赖众多的因素，想尽快消除妊娠斑，可着重注意食养结合。

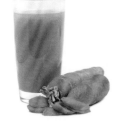

胡萝卜中含有丰富的维生素，有润肤功效，可以防止皮肤粗糙及雀斑。

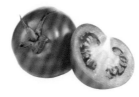

西红柿中含有丰富的谷胱甘肽，能有效抑制黑色素，使色斑减退。

产后补益这样吃

晶莹醉鸡

材料

鸡腿200克，当归15克，西芹片、胡萝卜片各50克，枸杞子、川芎、红枣各10克，盐、黄酒、米酒各适量，香油1毫升。

做法

1. 将川芎、当归煎取药汁，去渣备用。
2. 鸡腿去骨，洗净切块，放入锅中，加入米酒、黄酒，加水适量，煮沸后转小火焖煮2小时；再加入药汁、西芹片、胡萝卜片、红枣，续煮10分钟，起锅前2分钟加入洗净的枸杞子。
3. 加盐调味，淋上香油即可。

功效

鸡肉可温中补脾、补肾益精、益气养血，胡萝卜含有多种维生素。本品既养血补虚，又能活血化瘀。

当归可补血活血、调经止痛。

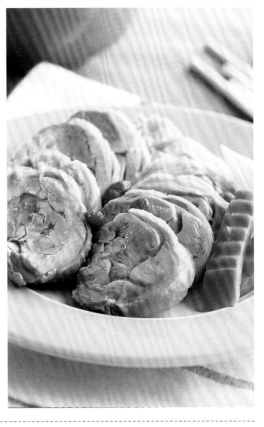

归参炖母鸡

材料

母鸡1只，当归15克，党参20克，生姜片、料酒、盐各适量。

做法

1. 将母鸡宰杀后去毛，去内脏，洗净，剁成块。
2. 将剁好的鸡块放入沸水中汆去血沫。
3. 在砂锅中放入洗净的当归、党参、生姜片和鸡块，加清水以大火烧沸，再改用小火炖至鸡肉烂熟，调入料酒、盐即成。

功效

本品可补血益气、健脾补虚，对产后女性有很好的调养作用，可改善体虚症状。

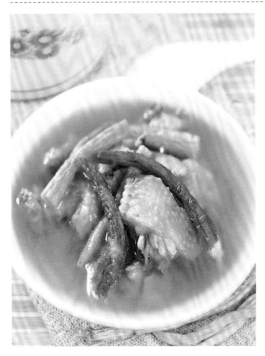

党参可补中益气、健脾益肺。

党参排骨汤

材料

百合10克，党参25克，排骨100克，盐适量。

做法

1. 百合洗净，泡发；党参洗净，泡发，切成段。

2. 排骨洗净砍块，汆烫后捞起备用。

3. 将上述材料放入煲内，加水煮沸，再以小火煮约45分钟，再加盐调味即可。

功效

本品可补中益气，对产后体质虚弱、面色苍白、神疲乏力者有很好的调理作用。

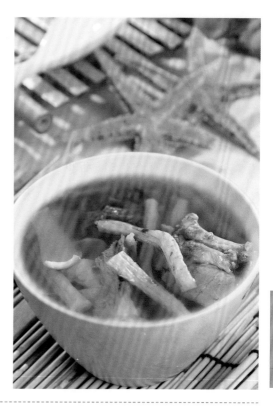

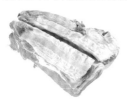

排骨可益精补血。

燕麦枸杞粥

材料

粳米100克，燕麦片30克，枸杞子10克，白糖3克。

做法

1. 将枸杞子、燕麦片泡发后洗净，粳米洗净。

2. 燕麦片、粳米、枸杞子一起加水煮至成粥。

3. 调入白糖，继续煮至糖溶化即可。

功效

本品可健脾和胃、滋阴补肾、解郁安神，对产后脾胃气虚、食欲不振、心烦者有很好的改善效果。

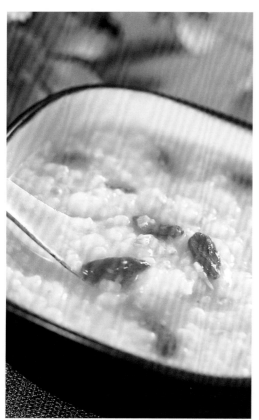

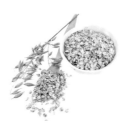

燕麦片富含亚油酸，对糖尿病、水肿、便秘等有辅助疗效。

本草催乳，告别产后缺乳

产妇在哺乳时乳汁很少或全无，不足至不能喂养婴儿者，称为产后缺乳。缺乳的程度和情况各不相同：有的开始哺乳时缺乏，以后稍多但仍不充足；有的全无乳汁，完全不能喂乳；有的原本能正常哺乳，突然乳汁骤少，不足以喂养婴儿。

引起产后缺乳的原因

乳汁的分泌量除了与乳腺的发育、营养状态、饮食量、婴儿的按时吮吸等有关外，还与精神因素有密切关系。中医认为缺乳的主要病机为乳汁生化不足或乳络不通，常见的原因有气血虚弱、肝郁气滞、痰浊阻滞。所以调治应从补益气血、疏肝解郁、健脾化痰这些方面着手。

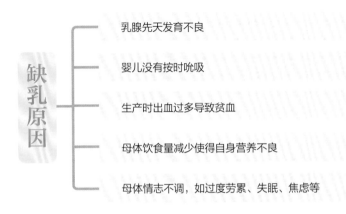

缺乳原因

- 乳腺先天发育不良
- 婴儿没有按时吮吸
- 生产时出血过多导致贫血
- 母体饮食量减少使得自身营养不良
- 母体情志不调，如过度劳累、失眠、焦虑等

产后缺乳的预防和调理

母乳喂养

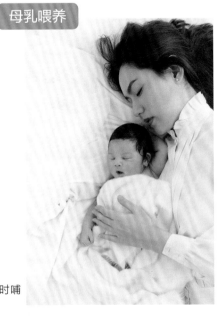

1. 孕妇在孕期须做好乳头护理，若有乳头凹陷者，要经常把乳头向外拉，并要常用温和的清洁用品擦洗乳头，防止乳头皲裂而造成哺乳困难。

2. 预防产后贫血，加强产后营养，积极纠正孕期贫血。

3. 提倡母乳喂养，母婴同室，早接触、早吸吮，最好于产后30分钟内开始哺乳，尽早建立泌乳反射，坚持"按需哺乳"的原则。

4. 保持乐观的情绪，忌抑郁、烦躁、恼怒等不良情绪的刺激；适当锻炼，有利于气血调和。

产后妇女要早哺乳、定时哺乳，以促进乳汁的分泌。

产后缺乳者宜吃的食材

产后妇女的饮食要保证营养全面，多食高蛋白食物，如瘦肉类、鱼类、蛋类、乳制品类，还要摄入足够的新鲜蔬菜、水果及充足的饮用水。多吃具有补益气血、通络下乳的食物，如猪蹄、鲫鱼、章鱼、虾仁、丝瓜等，这些食物可促进乳汁分泌，改善产后缺乳症状。饮食宜清淡，忌食辛辣刺激性食物，如辣椒、花椒、咖啡、浓茶等；忌食过量甜食，如糖果、巧克力等；忌食具有回乳作用的食物，如大麦、麦芽等。

花生

花生可健脾和胃、利肾去水、理气通乳，适用于营养不良、脾胃失调、咳嗽痰喘、乳汁缺少等症。

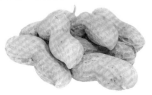

芝麻

芝麻能补肝肾、益精血、润肠燥。适用于肝肾虚损、精血不足、腰膝酸软、产后血虚、乳汁不足等症。

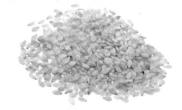

猪蹄

猪蹄具有补虚损、填肾精、下乳汁等功效，适量食用可改善因贫血所致的乳汁不足，是常用的下乳佳品。

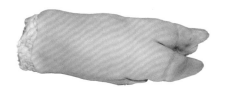

鸡肉

鸡肉具有温中益气、补精添髓、补虚损、健脾胃的功效，对产后血虚引起的缺乳有很好的补益效果。

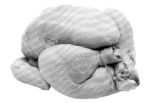

虾仁

虾仁具有补肾、壮阳、通乳的功效，可治产后乳少、体倦、腰痛腿软、筋骨疼痛、失眠不寐等症。

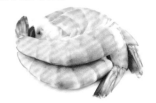

章鱼

章鱼具有补气养血、收敛生肌的作用，对产后气血亏虚导致乳汁生化无源的缺乳疗效显著。

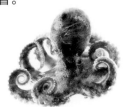

调治产后缺乳这样吃

莲子土鸡汤

材料

土鸡肉300克，生姜1片，莲子30克，盐适量。

做法

1. 先将土鸡肉剁成块，洗净，入沸水中余去血水；莲子洗净，泡发。

2. 将鸡肉、莲子和生姜片一起放入炖盅内，加开水适量，隔水炖2小时。

3. 加入盐调味即可食用。

功效

本品具有温中益气、补精填髓、补益气血、补虚损、健脾胃的功效，对产后气血亏虚引起的缺乳有很好的补益效果。

因鸡皮含有较多的皮下脂肪，炖煮时可将鸡肉去皮处理

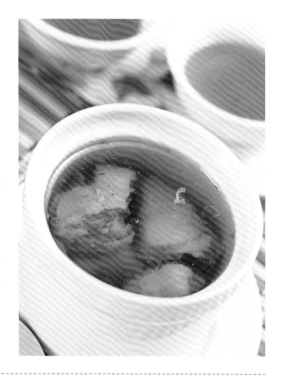

通草丝瓜虾汤

材料

草虾8只，通草6克，丝瓜200克，食用油、葱段、蒜、盐各适量。

做法

1. 将通草、丝瓜、草虾分别洗干净；虾去泥肠，葱、蒜洗净，蒜拍切成细末，丝瓜洗净，去皮切片。

2. 锅中加水煮沸，放入虾、通草、丝瓜、葱段、蒜末、盐，用中火煮至将熟时，再放些食用油，烧开即可。

功效

本品对产后乳少及导致乳汁不通的乳腺炎均有一定的辅助治疗作用。

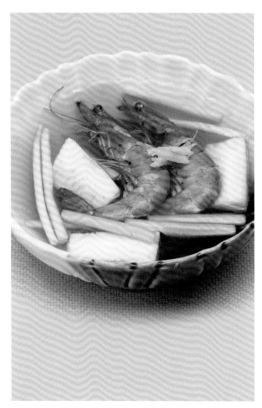

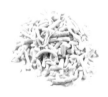

通草可下乳汁、利小便。

红枣莲藕猪蹄汤

材料

莲藕、猪蹄各250克，红枣、当归、黑豆、生姜片各适量，盐6克，葱花3克。

做法

1. 将莲藕洗净，切成块；猪蹄洗净，斩块。

2. 黑豆、红枣洗净，浸泡20分钟备用。

3. 净锅上火，倒入适量清水，下入洗净的生姜片、当归，烧开；下入猪蹄块、莲藕块、黑豆、红枣，以小火煲至熟，调入盐，撒入洗净的葱花即可。

功效

当归可补血活血、通络、通乳，猪蹄是常用的下乳佳品。此汤对气血亏虚所致的缺乳有很好的食疗效果。

红枣可益气补血，有助于缓解缺乳症状。

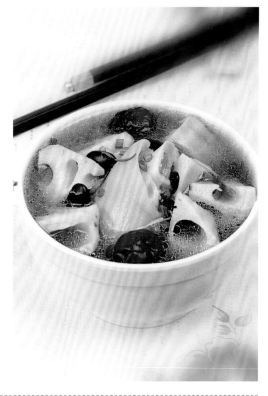

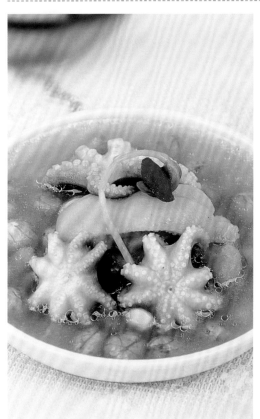

章鱼花生猪蹄汤

材料

猪蹄250克，章鱼干40克，花生适量，盐、枸杞子各适量。

做法

1. 将猪蹄洗净，切块，焯水；章鱼干用温水泡透至回软，洗净；花生用温水浸泡，洗净备用。

2. 净锅上火倒入水，下入猪蹄、花生，以小火煲至快熟时，再下入章鱼干同煲至熟，调入盐，加入洗净的枸杞子，略煮即可。

功效

猪蹄、花生均是下乳佳品，本品对产后气血亏虚引起的缺乳疗效显著。

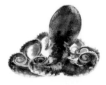

章鱼可补气养血、收敛生肌。

特别提示：煲炖章鱼时要控制好火候，不可炖得过老，以免影响口感。

食疗去痛，缓解产后腹痛

产妇在产褥期，出现与分娩或产褥有关的小腹疼痛，即为产后腹痛。孕妇分娩后，由于子宫的收缩恢复作用，下腹部会呈阵发性及节律性疼痛，多于产后1～2日出现，持续2～3天自然消失，属产褥期的正常生理现象，一般不需治疗。若腹痛加剧，难以忍受，或腹痛缠绵不愈，影响产妇的康复，则应积极寻求治疗。除求医治疗外，也可进行一些饮食调理，加快身体复原。

引起产后腹痛的因素

产后腹痛的发生与产后子宫的恢复状况，以及产妇的身体状态密切相关。分娩后，产妇的子宫由膨满状态转为空虚状态，加之子宫收缩排出恶露，在这一满一泻的过程中，气血急剧变化，若产妇身体虚弱，或产后失血过多甚至调理不当，则难以适应这一过程，进而导致产后腹痛。

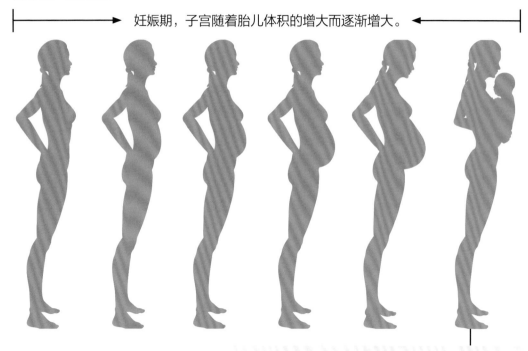

妊娠期，子宫随着胎儿体积的增大而逐渐增大。

分娩后，胎儿、胎盘娩出，子宫由藏而泻。

中医眼中的产后腹痛

中医认为产后腹痛的主要病机为气血亏虚或瘀血阻滞导致气血运行不畅，不荣则痛或不通则痛。临床表现为血虚和血瘀两种证型，因此产后腹痛的调养当以补益气血或活血化瘀为主。

产后腹痛	
血虚型	血瘀型
症见产后小腹疼痛，喜暖喜按，恶露量少、色淡，兼见头晕目眩，心悸失眠，大便秘结，舌质淡红，苔薄，脉细弱，治宜益气补血	症见产后小腹疼痛，拒按，腹部有明显冷感，恶露量少、色紫暗、夹血块，胸胁胀痛，舌质紫暗，苔薄白，脉沉紧，治宜活血化瘀

产后腹痛者宜吃的药材和食材

　　产后腹痛者应适量进食高蛋白食物，可以多吃些鸡蛋、牛肉、鸡肉、豆类、牛奶等富含蛋白质且营养丰富的食物，以增强身体抵抗力。还应注意补充维生素C，因产妇身体比较虚弱，抵抗力也会随之下降，多吃些富含维生素C的蔬菜和水果，有助于增强机体抵抗力，防治炎症，也能缓解腹痛。可适当增加膳食纤维的摄入，并在饮食中加入一些活血化瘀的食材，如当归、三七等，以及一些补元阳、暖脾胃的食材，如肉桂、羊肉等。

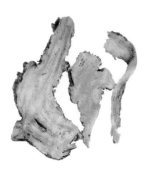

当归

　　当归可补血活血、调经止痛、润燥滑肠，多用于治疗月经不调、闭经、产后腹痛、血虚头痛等症。

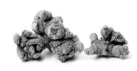

三七

　　三七可止血、散瘀、消肿、定痛，多用于治疗各种出血症、产后瘀血腹痛、恶露不下、跌打损伤等病症。

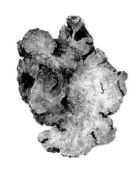

川芎

　　川芎可行气开郁、祛风燥湿、活血止痛，治产后瘀血腹痛、月经不调、闭经、痛经、胸胁刺痛、风湿痹痛。

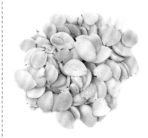

桃仁

　　桃仁可破血行瘀、润燥滑肠，主治产后瘀血腹痛、闭经、风痹、跌打损伤、血燥便秘。

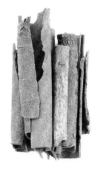

肉桂

　　肉桂具有补元阳、暖脾胃、除积冷、通血脉的功效。治腹痛泄泻、腰膝冷痛、经闭症瘕等病症。

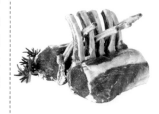

羊肉

　　羊肉可补肾壮阳、散寒除湿。肾阳不足、腰膝酸软、腹中冷痛、虚劳不足者宜适量食用。

调治产后腹痛这样吃

桃仁红米粥

材料

红米80克，桃仁20克，枸杞子少许，红糖少量。

做法

1. 将红米淘洗干净，置于冷水中泡发半小时后捞出沥干水分，桃仁、枸杞子洗净，备用。

2. 锅置于火上，倒入清水，放入红米煮至米粒开花。

3. 加入桃仁、枸杞子同煮至浓稠状，调入红糖拌匀即可。

功效

桃仁具有活血化瘀、通经止痛的功效，红糖可暖宫散寒。本品对产后血瘀腹痛有很好的疗效。

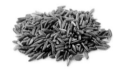

红米可活血化瘀、健脾消食。

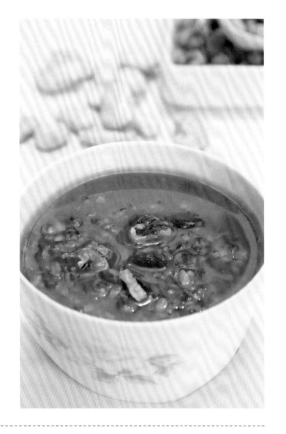

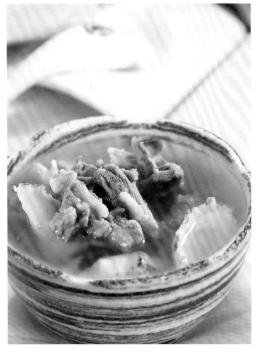

当归生姜羊肉汤

材料

羊肉500克，当归50克，生姜20克，盐、酱油、蒜各适量。

做法

1. 先将羊肉洗净，切成小块，放入沸水锅内汆去血水，捞出晾凉。

2. 将当归、生姜用水洗净，顺切成大片。

3. 取砂锅放入适量清水，将羊肉块、当归片、生姜片、蒜放入，大火烧沸后，除去浮沫，改用小火炖至羊肉烂熟，加入调料即可食用。

功效

此汤可缓解产后腹痛，生姜、羊肉可暖胞宫、散寒凝，当归可补虚劳、化瘀血。本品适合产妇调养身体。

生姜肉桂炖虾丸

材料

虾丸150克，猪瘦肉50克，肉桂20克，生姜15克，薏苡仁25克，香油、盐、味精各适量。

做法

1. 虾丸对半切开；猪瘦肉洗净后切成小块；生姜洗净，拍烂。

2. 肉桂洗净，切条；薏苡仁淘净。

3. 将以上材料放入炖煲加水适量，待锅内水开后，先用中火炖1小时，再用小火炖1小时，调入香油、盐和味精即可。

功效

肉桂对寒凝血瘀、腹部冷痛、畏寒肢冷有很好的调治作用，生姜可温胃散寒。本品有暖宫散寒、化瘀止痛之效。

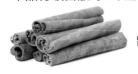

肉桂能补元阳、暖脾胃、除积冷、通血脉。

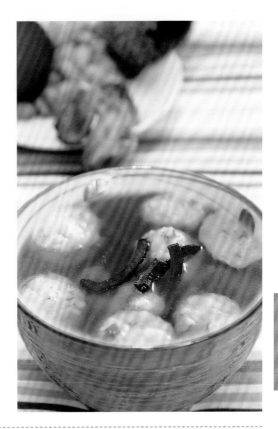

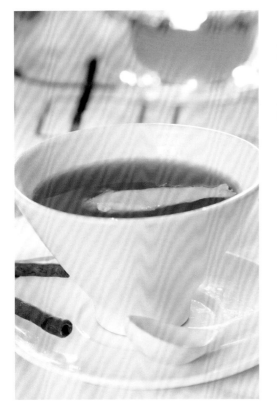

川芎肉桂姜茶

材料

川芎10克，肉桂姜茶包1包，老姜片、黑糖姜母汁各少许。

做法

1. 将川芎洗净，放入锅中，加适量水，大火煮开，转小火煎煮10分钟，捞去药渣，留汁。

2. 川芎汁中加入老姜片及黑糖姜母汁，煮沸后倒入装有肉桂姜茶的玻璃壶。

3. 加盖浸泡3~5分钟，稍晾即可。

功效

肉桂能暖脾胃、通血脉，与川芎合用，既活血化瘀，又散寒止痛，对血瘀寒凝所致的产后腹痛有很好的缓解作用。

川芎可活血止痛，可缓解产后瘀阻腹痛。

本草清恶露——加速子宫修复

产后恶露不绝是指产后（一般指顺产）血性恶露10天以上，仍淋漓不尽者。子宫在胎盘娩出后逐渐恢复至未孕前状态的过程称为子宫复旧，一般需6～8周时间。而血性恶露一般持续3～4天，若持续延长至7～10天者，为产后子宫复旧不全。对于剖宫产者，则另当别论，因剖宫产所造成的损伤较大，因此子宫恢复较慢，出血时间会更长。

认识产后恶露不绝

产后恶露不绝大多与产程过长、胎盘等组织残留子宫、产道损伤、产后子宫复旧不良等有关。主要症状为：产后血性恶露日久不尽，量或多或少，色淡红、暗红或紫红，或有恶臭气，可伴有神疲懒言、气短乏力、小腹空坠或小腹疼痛拒按等。出血较多者可伴有贫血症状，严重者还可导致晕厥。妇科检查可见子宫大而软，有压痛，子宫口松弛，有时可见残留胎盘组织堵塞于宫口。当恶露量多、色鲜红时，可能伴有软产道损伤。

产后恶露不绝若能及时治疗，大多可痊愈。若出血日久可导致贫血，如有胎盘、胎膜残留，容易继发感染，严重者可因出血过多而昏厥，甚至危及生命，应积极送医治疗。对于产后出血淋漓不止达2～3个月者，还应高度警惕绒毛膜上皮癌，应及时做相关检查。

中医论产后恶露不绝

清代《胎产心法》指出，产后恶露不只是"由于产时损伤气血，虚损不足，不能收摄，或恶露不尽，则好血难安，相并而下，日久不止"，也可能是"火动病热"。临床上可将产后恶露归于气虚、血瘀、血热三个方面。在治疗时"不可轻易用固涩之剂，造成败血聚内，后患无穷"。所以治疗应以补益气血、活血化瘀、清热止血为主。

TIPS

预防产后恶露不绝应加强早期妊娠检查和孕期的营养调护。胎盘娩出后，必须仔细检查胎盘与胎膜是否完整，有无缺损。如发现有宫腔残留，应立即清宫。产妇产后要注意休息，并加强营养摄入，提倡做产后保健操，以促进身体恢复。

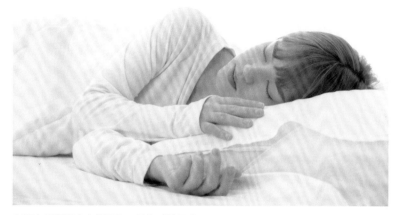

产妇产后须注意产褥卫生，避免感染风寒。

产后恶露不绝者宜吃的药材和食材

产妇身体多虚弱，因此饮食要保证营养全面，多食高蛋白食物，如瘦肉类、鱼类、蛋类、乳制品类，还要摄入足够的新鲜蔬菜、水果。多摄入具有补益气血及活血化瘀的食物，如乌鸡、红米、羊肉、当归、山楂等。饮食宜清淡，忌食辛辣刺激性食物，如辣椒、花椒、咖啡、浓茶等；忌食过量甜食，如糖果、巧克力等。

泽兰

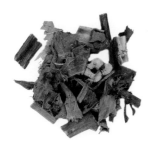

泽兰可活血通经、利尿消肿，也可调治产后恶露不绝、产后瘀滞腹痛。本品药性较和缓，宜与补益气血之品同用。

香附

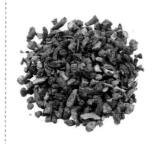

香附可理气解郁、活血止痛，主治产后气滞血瘀引起的恶露不尽、脘腹胀痛、月经不调、经行腹痛等病症。

山楂

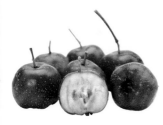

山楂具有消食化积、行气散瘀的功效，主要用于治疗胃脘胀满、瘀血经闭、产后恶露瘀阻、高脂血症等病症。

菊花

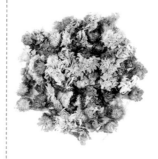

菊花能疏风、清热、明目、解毒，可用来治疗血热型产后恶露不绝，以及头痛、眩晕、心胸烦热等病症。

乌鸡

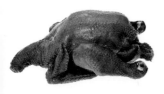

乌鸡具有滋阴补肾、养血填精、退热补虚的作用，对体质虚弱的产后恶露不绝者有很好的食疗效果。

猪肚

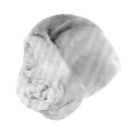

猪肚能补虚损、健脾胃，对产后气血亏虚引起的恶露不绝有一定的食疗效果，常食有助于改善虚劳羸弱。

调治产后恶露不绝这样吃

苦瓜菊花猪瘦肉汤

材料

猪瘦肉400克，苦瓜200克，菊花10克，盐、鸡精各5克。

做法

1. 猪瘦肉洗净，切块，焯水；苦瓜洗净，去瓤，切片；菊花洗净，用水浸泡。

2. 将猪瘦肉块放入沸水中氽一下，捞出洗净。

3. 锅中注水，烧沸，放入猪瘦肉块、苦瓜片、菊花，慢炖1.5小时后，加入盐和鸡精调味，即可出锅。

功效

菊花可疏风明目、清热解毒，猪瘦肉益气补虚。本品既可清热解毒，又能补虚，可用来辅助治疗血热型产后恶露不绝。

 苦瓜可清热泻火。

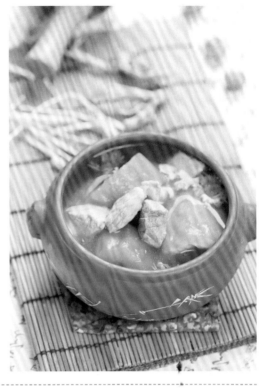

冬瓜黑鱼汤

材料

黑鱼500克，冬瓜200克，白术、泽兰各10克，食用油、盐、黄酒、胡椒粉、葱段、生姜片、欧芹各适量。

做法

1. 将冬瓜洗净，去皮，去瓤，切片；黑鱼去鳞、鳃及内脏，洗净，切段；白术、泽兰洗净，煎取药汁，去渣备用。

2. 黑鱼段下油锅稍煎，再加适量清水，然后加入冬瓜片、黄酒、盐、葱段、生姜片，煮至鱼熟瓜烂。

3. 倒入药汁，加入胡椒粉调味，略煮，以洗净的欧芹装饰即成。

功效

此品既补气又活血，适宜气血亏虚并有瘀滞的产后恶露不尽者食用，也有利于产后伤口的恢复。

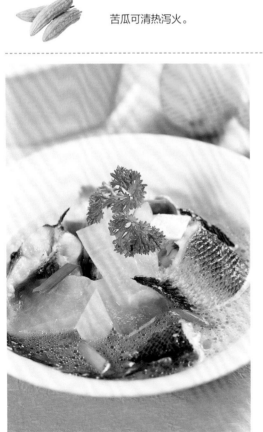

养血止痛粥

材料

粳米100克，黄芪15克，当归15克，白芍15克，红糖适量。

做法

1. 将黄芪、当归、白芍洗净，入锅加水煮沸，转小火续煮10分钟后捞去药渣，留汁备用。

2. 粳米淘洗干净，放入锅中加水煮成粥。

3. 待粳米熟烂后加入适量红糖，倒入药汁继续稍煮片刻即可。

功效

黄芪可补气健脾，当归能补血活血，白芍可补血、止疼痛。本品对产后恶露不尽有很好的食疗效果。

红糖能温里散寒，补益气血。

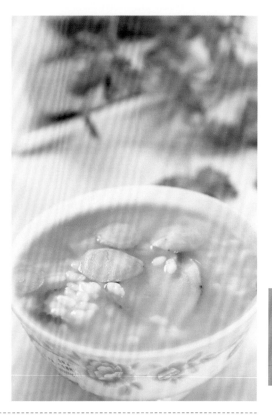

白果莲子糯米乌鸡汤

材料

乌鸡1只，白果25克，莲子、糯米各50克，胡椒粉、盐各适量。

做法

1. 乌鸡洗净，斩块，入沸水中汆烫；糯米洗净，用水浸泡。

2. 白果洗净备用；莲子去莲心，洗净后泡发。

3. 将乌鸡块、白果、莲子、糯米放入炖盅中，加适量开水，放入锅内炖2小时，再放入盐、胡椒粉调味即可。

功效

乌鸡能滋阴补肾、养血填精、退热补虚，莲子、白果可补肾健脾、燥湿止带。本品能健脾补肾、补益气血、除恶露。

糯米可益胃健脾、增强体质。

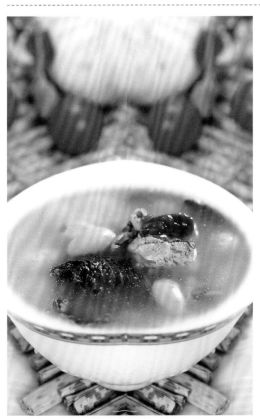

本草解郁，舒缓产后情绪

产后抑郁，是以产妇在分娩后出现情绪低落、精神抑郁为主要症状的病症，是产褥期精神综合征中最常见的一种类型。患者一般在产后1周开始出现症状，产后4～6周逐渐明显，平均持续6～8周，甚至长达数年。

产后抑郁的表现与病因

产后抑郁患者的主要表现为精神抑郁、情绪低落、伤心落泪、悲观厌世、失眠多梦、易感疲乏无力，或内疚、焦虑、易怒，或沉默不语，不愿与家人交流。本病的发病原因尚不明确，或许与产后内分泌的变化和社会心理因素有关，尤其是既往有精神病史的产妇更应注意。产后焦虑，缺乏他人支持与关爱，生活压力大，居住环境不良，以及对"母亲角色"适应不良者发病率也较高。

产后抑郁的预防

产妇应重视围生期及产褥期的心理保健，对抑郁症高危产妇，周围人应帮助其调解家庭的婆媳、夫妻关系；缓解孕妇对分娩的恐惧心理及养育孩子的心理负担；产妇要保持充足的睡眠，合理休息。

产后抑郁者宜吃的药材和食材

产后抑郁症的补养当从补益心脾、活血化瘀、疏肝解郁等方面着手。多摄入蛋白质及维生素较多的食物，多食具有疏肝解郁、养心安神的食物，饮食宜清淡，忌食辛辣刺激性食物，忌饮咖啡、浓茶等。

玫瑰花

玫瑰花具有理气解郁、和血散瘀的功效，可用于改善产后抑郁、肝胃气痛、月经不调、赤白带下等。

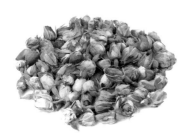

香附

香附气香行散，具有理气解郁、调经止痛的功效，主治肝郁气滞、胸胁痞满、脘腹胀痛、月经不调等病症。

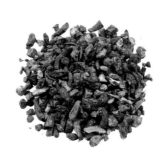

郁金

郁金可行气活血、疏肝解郁、清热凉血，主治产后抑郁、胸胁疼痛、月经不调、痛经经闭、热病神昏等症。

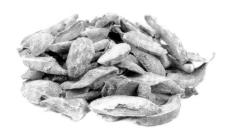

佛手

佛手具有疏肝解郁、理气和中、化痰止咳的功效，可用于肝郁气滞、胸胁胀痛、脾胃气滞等症。

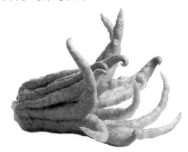

百合

百合可润肺止咳、清心安神，适用于慢性咳嗽、口干，对因产后抑郁所致的失眠也有很好的食疗功效。

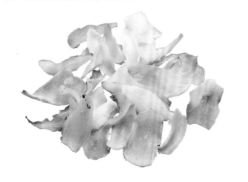

白芍

白芍有养血柔肝、缓中止痛、敛阴收汗的功效，可调治肝郁血虚引起的产后抑郁症，还可调治月经不调。

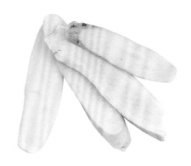

莲子

莲子能清心醒脾、补脾止泻、补中养神，主治心烦失眠、脾虚久泻，对产后抑郁所致的心烦、失眠有较好疗效。

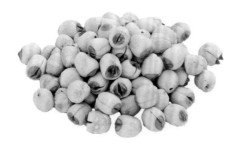

酸枣仁

酸枣仁具有养肝解郁、宁心安神的功效，可治疗虚烦不眠、惊悸怔忡、烦渴、虚汗。

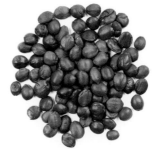

缓解产后抑郁这样吃

玫瑰香附茶

材料

玫瑰花5朵，香附10克，冰糖15克。

做法

1. 香附放入煮壶，加600毫升水煮开，转小火续煮10分钟。

2. 陶瓷杯以热水烫温，放入玫瑰花，将香附水倒入冲泡，加冰糖调味即成。

功效

玫瑰具有疏肝理气、除烦解郁、活血化瘀的作用。本品对产后抑郁症有很好的辅助治疗作用。

香附可疏肝解郁、行气活血。

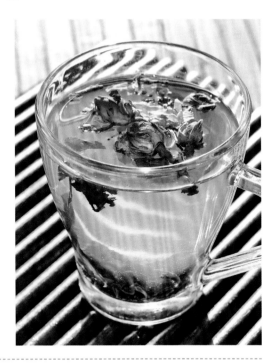

甲鱼猪骨汤

材料

甲鱼200克，猪骨200克，柴胡、白芍各10克，干桂圆肉4颗，枸杞子2克，盐6克，生姜片2克。

做法

1. 将甲鱼收拾干净后斩块，焯水；猪骨洗净斩块，焯水；干桂圆肉、枸杞子洗净备用。

2. 柴胡、白芍均洗净，煎取药汁备用。

3. 净锅上火，倒入水，加入洗净的生姜片烧开，下入甲鱼、猪骨块、干桂圆、枸杞子煲至熟，再倒入药汁，调入盐即可。

功效

本汤品可补益气血、养心安神，对气血亏虚造成的产后抑郁有一定的辅助治疗作用。

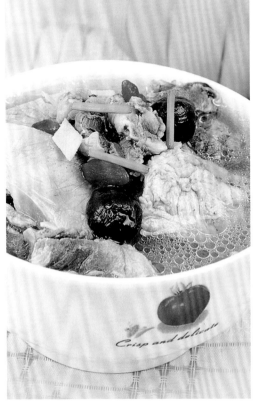

柴胡可疏肝解郁。

金针黄豆排骨汤

材料

排骨200克，黄豆150克，干金针菜15克，郁金10克，柏子仁10克，生姜3克，红枣4枚，盐适量。

做法

1. 将黄豆洗净，泡软；生姜洗净，切片；剪去金针菜的头部，洗净，泡发备用；郁金、柏子仁洗净，红枣去核洗净。
2. 排骨洗净，入沸水汆烫，去除血水。
3. 汤锅中加入1500毫升水，大火烧开，放入以上备好的材料，以小火煲1小时，加盐调味即可。

功效

此汤可补虚、解郁、安神，对产后体质虚弱、失眠、心烦者有良好的补益作用。

金针菜可清热利湿、明目安神。

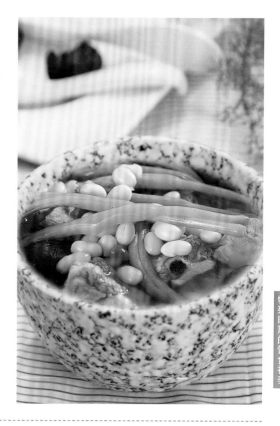

佛手白芍瘦肉汤

材料

猪瘦肉400克，佛手200克，白芍20克，红枣5枚，盐3克。

做法

1. 佛手洗净，切片，焯水。
2. 白芍、红枣洗净，白芍切片；猪瘦肉洗净，切片，焯水。
3. 将800毫升清水放入瓦煲内，煮沸后加入以上材料，大火烧沸后，改用小火煲2小时，加盐调味即可。

功效

佛手可疏肝解郁、理气和中，可用于肝郁气滞所致的胸胁胀痛、心神不宁、失眠等症。

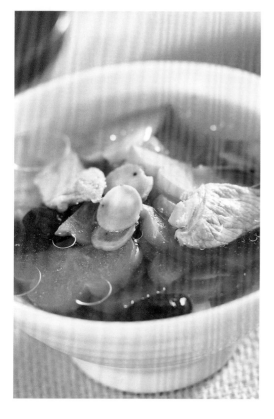

白芍可补血养肝，对肝血不足、心神失养的产后抑郁症患者大有益处。

更年期调理

认识更年期

更年期又称为围绝经期，是指女性绝经前后的一段时间，包括绝经前期、绝经期、绝经后期。女性大多在45岁后进入围绝经期，也就是更年期的前奏，此时卵巢功能开始逐渐衰退，经过10年左右，卵巢功能几乎完全丧失。更年期是人体由成熟走向衰老的阶段，也是进入老年的前奏。

更年期女性日常注意事项

要对抗更年期问题，女性首先要懂得好好呵护自己，要懂得调节情绪，减缓压力，学会自我调节及提高控制力，保持精神愉快。在日常生活中，应适度进行运动锻炼以维持理想体重，保证充足的睡眠和规律的生活，减少压力，避免烟酒刺激，这些有助于使身体的新陈代谢维持在良好状态。

女性在更年期除了注意精神、心理卫生外，合理膳食也十分重要。小米、麦片、玉米等粗粮及金针菇、香菇等菌类食物中含较丰富的B族维生素，更年期女性应适当多吃。此外，要少吃盐，避免吃刺激性食品，如酒、咖啡、浓茶、辣椒等。另外，更年期卵巢功能逐渐衰退，特别容易罹患子宫肌瘤、卵巢肿瘤等疾病。因此，更年期的女性朋友还要注意子宫和卵巢的保养。

TIPS

更年期女性须均衡地摄取各种营养素及含天然植物性雌激素的豆类蛋白，减少动物性脂肪的摄入，多吃蔬菜、水果，补充适量维生素。

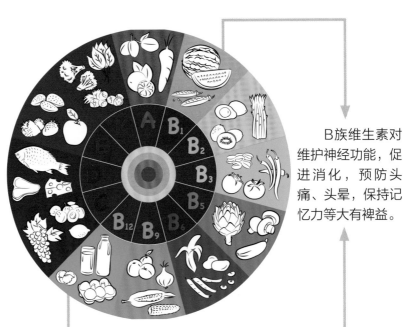

B族维生素对维护神经功能，促进消化，预防头痛、头晕，保持记忆力等大有裨益。

更年期，皮肤也要抗老化

　　更年期的女性，脸上难免会留下由岁月刻下的"痕迹"。从医学角度讲，这是真皮组织里的结缔组织、弹力纤维和肌肉纤维退化萎缩及细胞老化造成的。导致更年期女性脸上皱纹增多的内因其实很多，如各种慢性病、人体自然老化、精神因素、紫外线、干燥的气候、化妆品使用不当等。对更年期皮肤老化也应该根据具体原因，对症调理，总地来说，应注意以下几点。

　　1. 保证营养的均衡，多摄入对肌肤有益的维生素。

　　2. 食用低热量、低脂肪的食物，少摄取糖分，多喝水，能预防或延缓肌肤老化。

　　3. 压力会影响激素分泌，造成皮肤斑点，所以要保持心情开朗，注重自我减压。

　　4. 学会对抗紫外线，做好防晒措施，减轻日光照射给皮肤带来的损害。

　　5. 拒绝不规律的生活，尤其要杜绝睡眠不足，每天保证至少6小时的睡眠。

　　6. 保持肌肤清洁，注意对皮肤的保养。清洁肌肤时，要将脸上的污垢及化妆品彻底洗干净。

　　7. 加强身体锻炼，提高机体活力，增强免疫力。

　　8. 多补充膳食纤维及适当服用营养品，从源头保养肌肤。

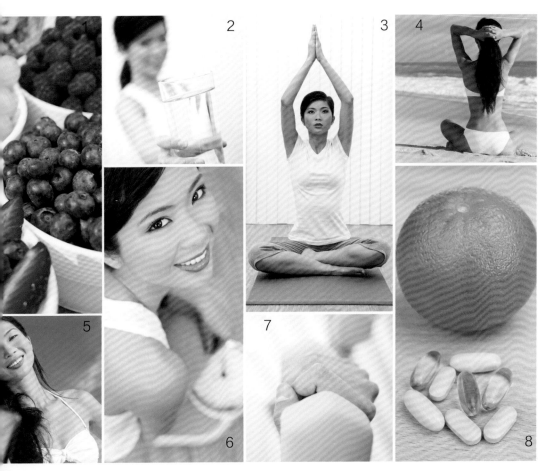

饮食调养，助你轻松度过更年期

更年期在古代中医学里被称为"脏燥"，此时，肾功能下降，肾水不足，易导致体燥。衰老引起的疾病多以肾虚为主，所以处于更年期的女性，补肾尤为重要。

补肾调养看体质

饮食调养是一个很好的补肾方法，但不同体质的人，又有着不同的饮食菜单。

体质类型	症状	饮食调养建议
气虚体质	多见面色苍白、精神不振、懒于说话、声音低微，容易出汗、头晕、心悸等	可选用人参、党参、山药、红枣等进补，可煮汤喝，也可与甲鱼、牛肉、猪排等合炖服用
血虚体质	多见面色无华、口唇发白、头昏眼花、心悸失眠、精神不振等	可选用红枣、赤小豆、桂圆、金针菜、阿胶、木耳等进补
阴虚体质	多见头晕耳鸣、口干咽燥、手足心热、午后发热，夜间容易盗汗，失眠多梦，腰酸等	可选用莲子、燕窝、鸭肉、枸杞子等进补
阳虚体质	多见畏寒怕冷、四肢不温、精神不振、大便溏薄、腰腿软、夜尿频多等	可选用羊肉、牛肉、木瓜、海虾、鹿茸等进补

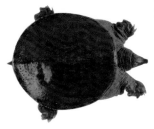

甲鱼

甲鱼含有蛋白质、脂肪、钙、磷、铁及多种维生素，具有滋阴凉血、补虚调中的功效。

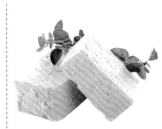

豆腐

豆腐富含蛋白质，能减少女性更年期的潮热反应，同时也能预防骨质疏松。

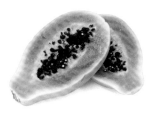

木瓜

木瓜含有丰富的维生素C，具有滋润皮肤、延缓衰老、预防便秘和癌症等多种功效。

燕窝

燕窝有滋阴润燥、益气养心、填精补髓、养血补血的功效。

更年期调养这样吃

莲子枸杞炖猪脑

材料

猪脑2副，莲子50克，枸杞子25克，葱段适量，盐3克，味精2克。

做法

1. 莲子、枸杞子洗净，备用。

2. 猪脑浸于水中，挑去薄膜、红筋，再用清水洗净，放入沸水中汆烫，捞起沥干水分，备用。

3. 将全部食材放入炖盅内，注入适量清水，盖上盅盖，隔水炖4小时，以盐、味精调味即可。

功效

莲子可清心安神、健脾胃，枸杞子可补血养心，更年期女性常食可改善心烦失眠、健忘等症状。

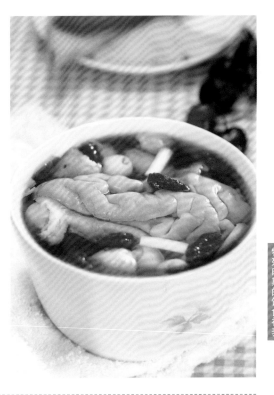

猪脑可补脑安神、增强记忆力。

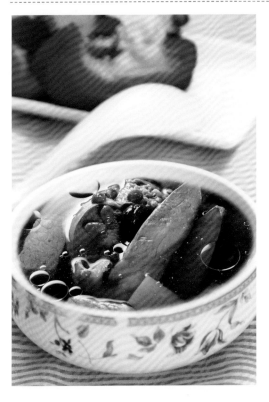

枸杞红枣炖猪心

材料

猪心1个，猪瘦肉100克，枸杞子10克，红枣5枚，生姜、盐、鸡精、香油、花雕酒、食用油各适量。

做法

1. 枸杞子泡发洗净，猪心洗净切块，猪瘦肉洗净切块，生姜去皮，切片。

2. 油锅上火，爆香生姜片，放入适量清水，待汤沸，下猪心块、猪瘦肉块汆烫一下，捞出后盛入砂锅。

3. 砂锅中放入花雕酒、红枣、枸杞子，炖约60分钟至熟烂，调味即可。

功效

本品可养心安神、滋阴补肝肾，适合更年期女性食用，可改善心悸失眠的症状。

猪心可养心安神、补虚、补血。

何首乌黑豆煲鸡爪

材料

鸡爪8只，黑豆20克，红枣5枚，何首乌10克，盐3克。

做法

1. 鸡爪斩去趾甲，洗净，备用；红枣、何首乌洗净泡发，备用。

2. 黑豆洗净，放锅中炒至裂开。

3. 以上材料放入煲内加适量清水，以大火煮沸后转小火煲3小时，加盐调味即可。

功效

本品滋阴补肝肾、益气养血、美颜祛斑，对更年期女性有很好的滋补作用。

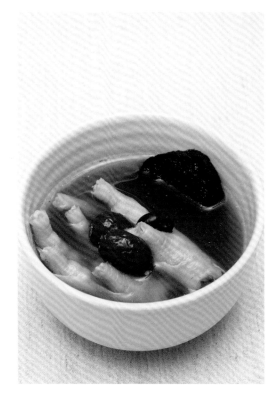

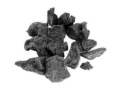

何首乌可养血滋阴、润肠通便。

浮小麦莲子黑豆茶

材料

黑豆、浮小麦各30克，莲子、黑枣各7枚，冰糖少许。

做法

1. 将黑豆、浮小麦、莲子、黑枣均洗净，放入锅中，加水1000毫升，大火煮开，转小火煲至熟烂。

2. 调入冰糖搅拌溶化即可，代茶饮用。

功效

浮小麦可敛阴固汗，莲子、黑豆滋阴补肾。本品对更年期潮热盗汗有很好的改善作用。

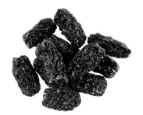

黑枣可益气补血、补肾养胃。

板栗枸杞粥

材料

板栗200克，粳米100克，枸杞子50克，盐6克。

做法

1. 将粳米用清水洗净；板栗剥壳，去内膜；枸杞子洗净。

2. 煲中加清水，下入板栗、粳米，煲至成粥。

3. 放入枸杞子，加入盐，再煲至入味即可。

功效

板栗可补肾益气。本品对更年期女性有很好的滋补作用，可缓解肝肾亏虚引起的腰膝酸软、体虚倦怠等症状。

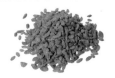

枸杞子能滋阴补肾、美颜、抗衰老。

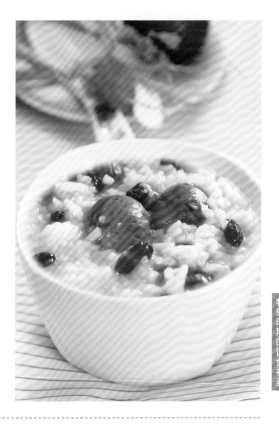

茯苓鸽子煲

材料

鸽子300克，茯苓10克，盐4克，生姜片、彩椒粒各适量。

做法

1. 将鸽子宰杀洗净，斩块，焯水；茯苓洗净备用。

2. 净锅上火倒入水，放入生姜片，下入鸽子块、茯苓煲至熟，加盐调味，撒入彩椒粒即可。

功效

鸽肉所含造血用的微量元素相当丰富，本品对更年期气血不足、心悸失眠具有调治功效。

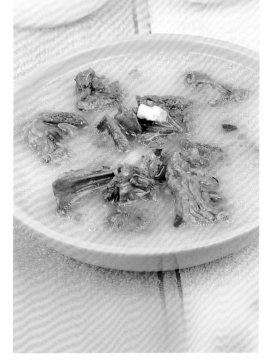

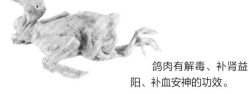

鸽肉有解毒、补肾益阳、补血安神的功效。

正视更年期综合征

更年期，卵巢分泌的雌激素快速下降，女性身体便会发生一系列以自主神经功能失调为主的症状，统称为更年期综合征。

女性的生命进程

更年期是女性从性成熟期逐渐过渡到老年期的必经过程，是女性身体由盛而衰的标志性阶段，每个人进入更年期的时间或早或晚，历时或短或长。

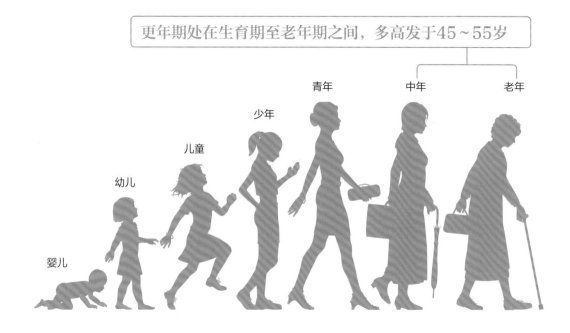

更年期处在生育期至老年期之间，多高发于45～55岁

老年
中年
青年
少年
儿童
幼儿
婴儿

90%以上的女性都会出现不同程度的更年期症状，如目眩耳鸣、面色潮红、心悸、失眠、乏力、多虑、烦躁易怒、烘热汗出、五心烦热、倦怠乏力、面目及下肢水肿，甚至情志失常等。

中医眼中的更年期综合征

中医将女性更年期综合征的病因归结为肾气衰退、任冲俱亏及阴阳失调。本病以肾虚为常见，肾的阴阳平衡失调，影响到心、肝、脾，进而出现诸多证候。本病分为肾阴虚、肾阳虚、肾阴阳两虚三个证型，治疗以调和肾阴肾阳为主。

更年期综合征者宜吃的食材和药材

　　更年期综合征者宜清淡饮食、控制热量和脂肪的摄入。宜选用植物油，如菜籽油、葵花籽油等；多食低胆固醇的食物，如蔬菜、水果、瘦肉、鱼类、豆制品等。注意补充钙质，因更年期女性体内雌激素水平降低，骨组织合成代谢下降，易发生骨质疏松症；而且受体内激素影响，更年期女性情绪不稳定，若体内钙不足，更会加重情绪波动。此外，还应限制盐的摄入，忌食辛辣刺激性食物，如烟酒、咖啡、浓茶及辣椒等。

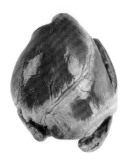

猪心

　　猪心具有补虚损、安神定惊、养心补血的功效，主治心虚多汗、自汗、惊悸恍惚、怔忡、失眠多梦等症。

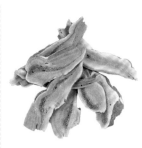

灵芝

　　灵芝具有益气血、安心神、健脾胃等功效，可用于治疗虚劳、心悸、失眠等，对更年期综合征有较好的疗效。

黄豆

　　黄豆可健脾利湿、清热利水、活血解毒，能为女性提供丰富的优质蛋白、不饱和脂肪酸、B族维生素及钙质。

小麦

　　小麦可养心益肾、健脾厚肠、除热止渴，对更年期综合征引起的盗汗、五心烦热、失眠健忘有很好的疗效。

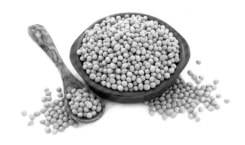

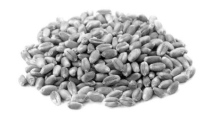

莲心

　　莲心具有清心醒脾、安神明目、健脾补胃、止泻固精的功效，可用于改善心烦失眠的症状。

海参

　　海参具有补肾益精、养血润燥、止血的功效，可改善更年期女性精血亏虚、月经不调等症状。

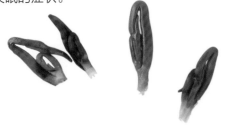

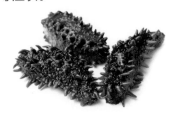

调治更年期综合征这样吃

灵芝炖土鸡腿

材料

土鸡腿1只，灵芝12克，香菇50克，老姜15克，花雕酒10毫升，盐3克，葱段、鸡精各适量。

做法

1. 将灵芝洗净，以清水浸泡，切片；土鸡腿洗净，入沸水锅中汆去血水；香菇洗净，去柄，切块；老姜洗净，去皮，切片。

2. 炖锅置火上，倒入清水，放入土鸡腿，烧沸，撇去浮沫，放入老姜片、葱段、花雕酒、灵芝片、香菇块，大火烧沸后转小火炖4小时，捞出姜片。

3. 加入盐、鸡精，待汤沸即可。

功效

本品对肝肾虚损、精血不足所致的更年期综合征有较好的疗效，可改善虚劳、心悸、失眠、神疲乏力等症状。

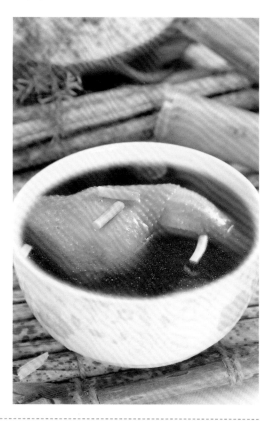

兔肉百合枸杞汤

材料

兔肉60克，百合130克，枸杞子50克，盐适量。

做法

1. 将兔肉洗净，切成小块；百合洗净，剪去黑边；枸杞子洗净，泡发。

2. 锅中加水烧沸，下入兔肉块，汆去血水，去浮沫后捞出。

3. 在锅中倒入一大碗清水，再加入兔肉块、盐，用中火烧开后倒入百合、枸杞子，再煮5分钟，起锅即成。

功效

兔肉有很好的补虚作用，百合对更年期虚烦惊悸、神志恍惚、烦躁易怒、失眠多梦等症有很好的改善作用。

山药麦芽鸡肫汤

材料

鸡肫200克，山药、麦芽、红枣各20克，盐4克，鸡精3克。

做法

1. 鸡肫洗净，切块，焯水；山药洗净，去皮，切块；红枣、麦芽洗净，浸泡。

2. 锅中放入鸡肫块、山药块、麦芽、红枣，加入清水，加盖煮沸后以小火慢炖。

3. 1小时后加盐、鸡精，稍煮后出锅即可。

功效

山药能养肾气、补虚劳、抗衰老。本品对更年期综合征引起的潮热盗汗、五心烦热、失眠健忘有很好的改善作用。

麦芽可养心神、敛虚汗、养心益肾、除热止渴。

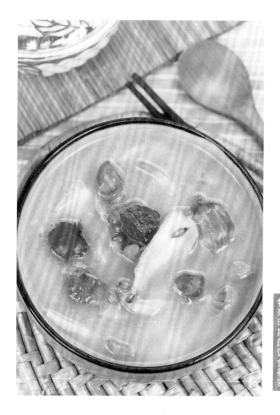

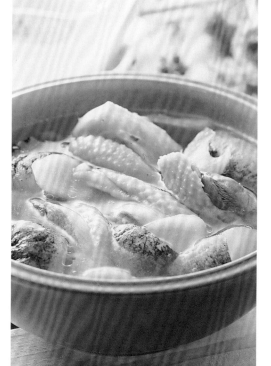

姜片海参炖鸡汤

材料

海参3只，鸡腿1只，生姜、盐各适量。

做法

1. 鸡腿洗净，切块，以沸水汆烫，捞起；生姜洗净，切片。

2. 海参自腹部切开，洗净腔肠，切大块，汆烫，捞起。

3. 锅内加适量清水煮开，加入以上材料煮沸，转小火炖约20分钟，加盐调味即成。

功效

本品具有补肾益精、养血润燥、益气补虚的功效，可改善更年期女性精血亏虚、月经不调、心烦易怒、失眠健忘等症状。

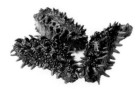

海参是高蛋白、低脂肪、低胆固醇食物，适量食用还能有效防治心脑血管疾病。

莲子芡实猪心汤

材料

猪心350克，猪瘦肉100克，莲子、芡实各50克，红枣20克，盐适量。

做法

1. 将莲子、芡实、猪瘦肉、红枣洗净，猪瘦肉切块。

2. 猪心对剖，洗净空腔里的残留瘀血，入锅中汆烫。

3. 将适量清水倒入瓦煲内，煮沸后放入以上材料，大火煲开后，改用小火煲3小时，再加盐调味即可。

功效

莲子、芡实可养心安神、助眠，与猪心同食，对更年期女性常见的失眠、心悸、精神恍惚、烦躁易怒有一定的食疗效果。

猪心可安神定惊、养心补血，有镇静和强心的作用。

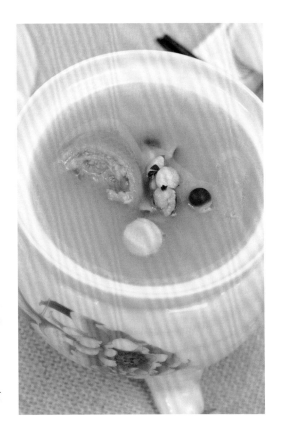

莲心苦丁清心茶

材料

苦丁茶3克，莲心1克，菊花3克，枸杞子10克。

做法

1. 将苦丁茶、莲心、菊花、枸杞子挑去杂质，洗净备用。

2. 将以上材料同放入茶杯中，以沸水冲泡，加盖闷10分钟后即成。

功效

此茶能清心火、安心神，对更年期的心情烦躁、面色萎黄等有明显的改善作用。

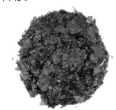

苦丁茶可清热解毒、活血脉、降血压、降血脂。

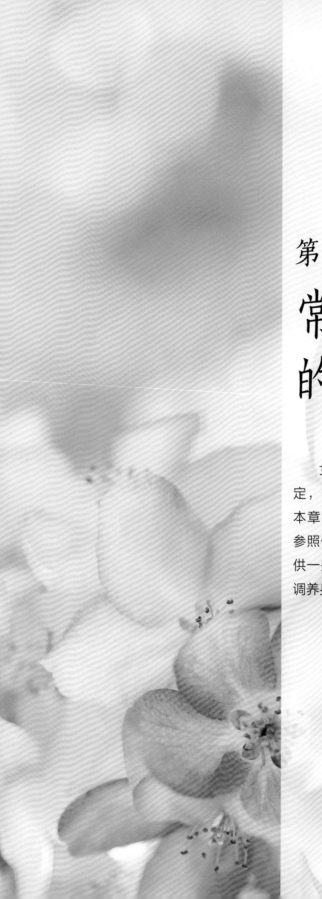

第五章

常见女性疾病的饮食调养

女性生活的幸福指数往往由健康决定，健康的身体才能带来愉悦的心情。本章针对生活中一些常见的女性疾病，参照传统食疗方法，希望为女性朋友提供一些有价值的饮食建议，有针对性地调养身体，避免疾病侵袭。

关爱乳房更健康
摆脱乳腺炎，吹散心上"阴霾"

乳腺炎是指伴或不伴感染的乳腺组织炎症，有时候为细菌（金黄色葡萄球菌等）在乳头破裂、乳头畸形或乳头外伤的情况下，经乳头逆行侵入乳腺组织所引起的急性炎症。乳腺炎是女性常见病，要想摆脱乳腺炎，可采取内外结合、外治内调的方法。

中医论乳腺炎

中医称乳腺炎为乳痈，多因乳汁淤积、肝胃郁热及感受外邪引起乳络不通，化热成痈而形成。好发于哺乳期妇女，尤以初产妇最为多见，好发于产后3~4周。治疗乳痈应内外兼治，对于气滞热壅，内治以疏肝清胃、通乳消肿为主；热毒炽盛者，则应清热解毒、消肿透脓。

轻松自检乳腺炎

对镜自照法

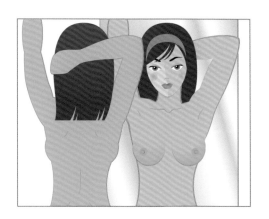

1. 面对镜子，两手叉腰，观察乳房的外形。
2. 将双臂高举过头，仔细观察两侧乳腺的形状及轮廓有无变化，皮肤有无红肿、皮疹、浅静脉怒张、皮肤褶皱、橘皮样改变等异常；观察两侧乳头是否在同一水平线上，乳头里有无分泌物溢出，乳晕颜色是否改变。
3. 两肘后伸，观察两侧乳房是否等高、对称。

平卧触摸法

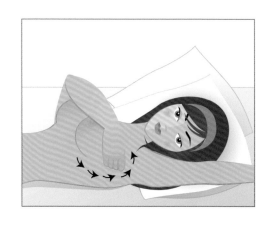

1. 平躺，左臂高举过头，右手四指并拢，以指端掌面检查乳腺是否有肿块或其他改变。
2. 以右手食指、中指、无名指的指腹缓慢、仔细地触摸乳房，做顺向或逆向移动检查，由乳房外围起至少检查3圈，直至乳头。
3. 用拇指和食指轻挤压乳头，观察有无排液，如有异常应立即就医。

乳腺炎患者宜吃的药材和食材

　　乳腺炎患者在日常生活中，饮食宜清淡且富含营养，如多选择绿叶蔬菜、豆类、新鲜水果等，以清热类的食物为宜。宜食具有通乳作用的食物，如猪蹄、丝瓜、红豆、芝麻等。忌食辛辣刺激性的食物，忌热性、油腻性食物，如肥肉、羊肉、榴梿等。忌油条、麻花等油炸类食物。忌食发物，如螃蟹、韭菜等。

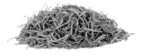

金银花

　　金银花具有清热解毒的功效，可辅助治疗热毒病症，如温病发热、热毒血痢等症。

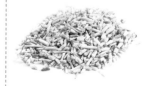

白茅根

　　白茅根性缓入血，降而有升，具有凉血止血、清热生津、利尿通淋的功效。

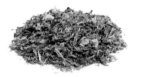

蒲公英

　　蒲公英可清热解毒、利尿散结，可辅助治疗乳腺炎、淋巴腺炎、疔毒疮肿等症。

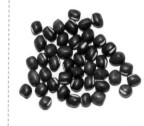

红豆

　　红豆有抗菌消炎、排脓消肿、解除毒素等功效，可辅助治疗乳腺炎。

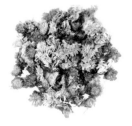

菊花

　　菊花可配伍鱼腥草、蒲公英、金银花、紫花地丁、王不留行等，可调治乳腺炎。

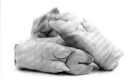

猪蹄

　　猪蹄能通乳汁，对女性哺乳期乳房护理不当引起的乳腺炎有很好的食疗效果。

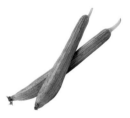

丝瓜

　　丝瓜清热解毒、通经络、行血脉，对乳腺炎、产后缺乳均有很好的食疗作用。

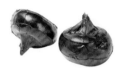

荸荠

　　荸荠能清热解毒、凉血生津、化湿祛痰，对乳腺炎有很好的食疗效果。

乳腺炎调理这样吃

茯苓菊花猪瘦肉汤

材料

猪瘦肉400克，茯苓10克，菊花20克，白芝麻少许，盐5克，鸡精2克。

做法

1. 猪瘦肉洗净，切块，汆去血水；茯苓洗净，切片；菊花、白芝麻洗净。

2. 将猪瘦肉块放入煮锅中焯水，捞出备用。

3. 将猪瘦肉块、茯苓片、菊花放入炖锅中，加入清水，炖2小时，调入盐和鸡精，撒上白芝麻关火，加盖闷一下即可。

功效

该方具有疏风清热、解毒消肿、利尿泻火的功效，对乳腺炎有一定的辅助治疗作用。

特别提示：哺乳期应避免乳汁淤积，患病早期应清洁乳头、乳晕，设法排出乳汁。

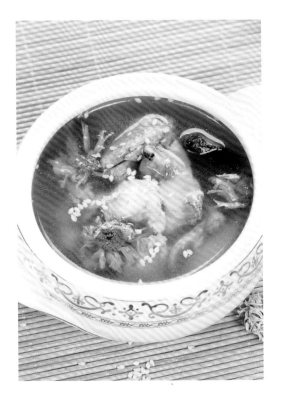

苦瓜牛蛙汤

材料

苦瓜200克，牛蛙175克，紫花地丁、蒲公英各15克，清汤、盐、姜丝各适量。

做法

1. 将苦瓜去籽，洗净切厚片，用盐水稍泡；紫花地丁、蒲公英洗净，备用。

2. 牛蛙收拾干净，斩块，焯水备用。

3. 净锅上火，倒入清汤，调入盐、姜丝烧开，下入牛蛙块、苦瓜片、紫花地丁、蒲公英，煲至熟即可。

功效

紫花地丁、蒲公英均有清热解毒、消肿排脓的作用，苦瓜可泻火解毒。本品对各种热毒性炎症均有一定的食疗功效。

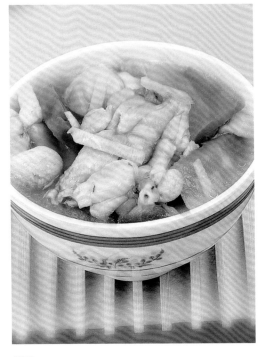

丝瓜银花饮

材料

丝瓜500克，金银花40克。

做法

1. 丝瓜、金银花洗净，丝瓜去皮，切菱形块状。

2. 锅中下入丝瓜、金银花，加水1000毫升，大火煮开后转中火煮5分钟即可。

3. 分数次食用，每次约300毫升，每日3~5次。

功效

丝瓜可清热解毒、通络下乳，对哺乳期乳汁淤积、乳腺发炎的患者有很好的食疗效果。

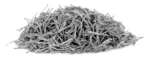

金银花可清热泻火、解毒消肿。

特别提示：乳腺炎患者应适量食用含锌及含维生素B$_1$、维生素B$_2$和维生素C的食物，有利于缓解乳腺不适。

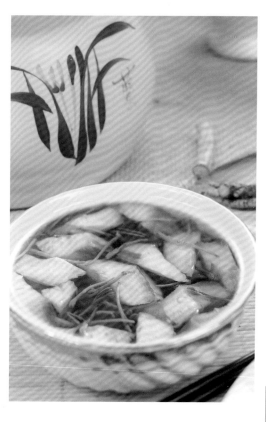

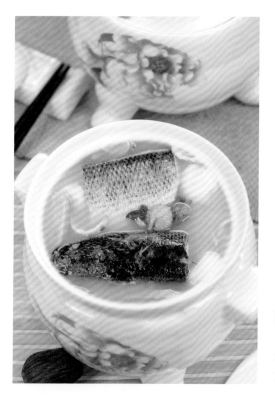

荸荠百合黑鱼汤

材料

黑鱼300克，荸荠200克，白茅根10克，无花果、山药、百合、枸杞子各适量，盐少许。

做法

1. 黑鱼宰杀收拾干净，切块，焯水；荸荠去皮洗净；无花果、山药、白茅根均洗净；百合、枸杞子洗净泡发。

2. 将黑鱼块、荸荠、无花果、山药、白茅根均放入汤煲中，加入适量清水，大火烧开后用中火炖1小时。

3. 放入百合、枸杞子炖煮10分钟，加入盐调味即可。

功效

黑鱼可补虚、敛疮生肌，对乳腺炎患者有很好的食疗效果，也能缓解乳腺炎初期红肿、热痛等症状。

乳腺增生不要怕，合理饮食调治它

乳腺增生是一种乳腺组织既非炎症、也非肿瘤的异常增生性疾病，其本质是生理增生与复旧不全造成的乳腺正常结构的紊乱。乳腺增生是女性常见病之一，常常令很多女性深感苦恼。其实，很多药材、食材都有不错的食疗效果，乳腺增生患者不妨尝试一下。

乳腺增生的症状

乳腺增生主要表现为乳管及腺泡上皮增生，单侧或双侧乳房胀痛或触痛，也可有刺痛或牵拉痛。乳房出现肿块，肿块大小不等、形态不一，月经前期肿块增大，质地较硬，月经后肿块缩小，质韧而不硬，活动度较好。疼痛主要以乳房肿块处为甚，常涉及胸胁部或肩背部。有时可有乳头溢液，呈黄绿色、棕色或血色，偶尔会出现无色浆液。乳腺增生好发于25～45岁女性，发病原因多与内分泌失调和精神因素相关。

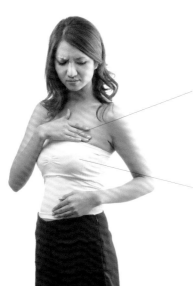

乳房疼痛常在月经前加剧，经后疼痛减轻，常随情绪波动而变化。

过紧的胸罩易压迫淋巴和血液循环，有碍乳腺的健康。

乳腺增生的诱因

内分泌失调	其他
饮食中脂肪摄入过多，影响卵巢健康，过量雌激素刺激乳腺上皮细胞导致乳腺增生	人流，长期的心情压抑，含激素的保健品等也可能导致乳腺增生

中医论乳腺增生

乳腺增生属于中医的"乳癖"范畴，为精神情志刺激、急躁恼怒或日久抑郁，导致肝气郁结、气机阻滞，蕴结于乳房脉络，导致乳络不通、气滞痰凝血瘀而成。

乳腺增生分为肝郁痰凝和冲任失调两个证型。肝郁痰凝者，以疏肝解郁、化痰散结为主；冲任失调者以调理冲任为主。部分患者发病后1～2年内常可自行缓解，不需要治疗。如果症状较明显，病变范围较大，应及时就医。

乳腺增生患者宜吃的药材和食材

　　乳腺增生患者须解决内分泌失调，消除乳腺增生的隐患。可多进食富含膳食纤维的食物，如谷类、豆类及各种蔬菜等。同时要尽量少吃高脂肪、高蛋白的食物，因为过高的脂肪和动物蛋白容易诱发乳腺增生。总之，乳腺增生患者，宜选择低脂、低糖饮食，忌食辛辣刺激性食物。

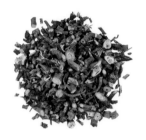

柴胡

　　柴胡具有疏肝解郁、升阳举陷的功效，主治乳房胀痛、胸满胁痛、头痛目眩、月经不调、子宫下垂等症。

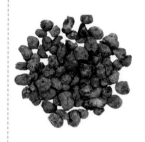

元胡

　　元胡具有活血散瘀、行气止痛的功效，主要用于治疗胸痹心痛，胁肋、脘腹诸痛，还能调治痛经、闭经等症。

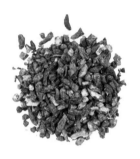

香附

　　香附具有理气解郁、行气活血的功效，主治肝郁气滞、胸胁痞满、月经不调、闭经、崩漏带下等病症。

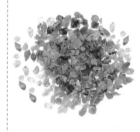

薤白

　　薤白具有通阳散结、行气导滞的功效，主治胸痹心痛彻背、胸脘痞闷、咳喘痰多、脘腹疼痛等病症。

佛手

　　佛手具有疏肝理气、和中止痛、化痰止咳的功效，主要用于缓解肝郁气滞、胸闷胁痛、乳房胀痛或刺痛等症状。

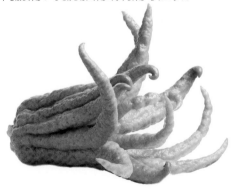

海带

　　海带能软坚散结、清热化痰，维持甲状腺正常功能，对乳腺增生有一定的食疗作用。

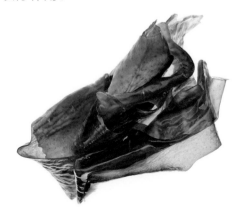

乳腺增生调养这样吃

青皮炒兔肉

材料

兔肉150克，青皮12克，生姜片9克，料酒、食用油、盐、花椒、葱段、酱油、味精、香油各适量。

做法

1. 青皮用温水泡后，洗净，切小块。

2. 兔肉洗净，切丁，用盐、料酒、酱油等稍腌渍。

3. 锅中放油，将兔肉丁翻炒至肉色发白，然后放入青皮块、花椒、姜片、葱段等继续翻炒；待兔肉丁熟时，加酱油、味精等，炒至收干水分，淋上香油即成。

功效

青皮可理气散结、行气止痛，对乳房结节、胸胁刺痛、经前乳房胀痛有一定的调治作用。本品对乳腺增生有很好的调理效果。

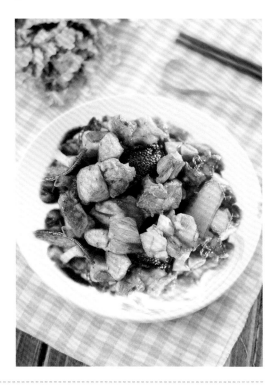

海带海藻瘦肉汤

材料

猪瘦肉350克，海带、海藻各适量，盐6克。

做法

1. 猪瘦肉洗净，切块；海带洗净，切片；海藻洗净。

2. 将猪瘦肉块用开水汆一下，洗净并沥水。

3. 将猪瘦肉块、海带片、海藻放入锅中，加入清水，炖2小时至汤色变浓后，调入盐即可。

功效

本品有助于恢复卵巢的正常功能，改善内分泌失调，消除乳腺增生隐患，是乳腺增生患者的食疗佳品。

海藻具有理气化痰、软坚散结的功效。

三七薤白鸡肉汤

材料

鸡肉350克，枸杞子20克，三七、薤白各少许，盐5克。

做法

1. 鸡肉洗净，斩块，焯水；三七洗净，切片；薤白洗净，切碎；枸杞子洗净，浸泡。

2. 将鸡肉块、三七片、薤白碎、枸杞子放入锅中，加适量清水，大火煮沸后转小火慢煲约2小时至鸡肉软烂。

3. 加入盐即可食用。

功效

薤白可通阳散结、行气止痛，对胸胁刺痛、小腹冷痛、乳房胀痛等症均有疗效。本品对气滞血瘀型乳腺增生有很好的疗效。

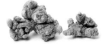

三七可活血化瘀、散结止痛。

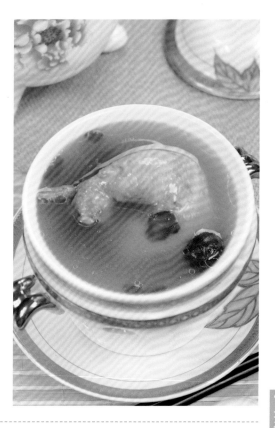

柴胡橘皮饮

材料

柴胡10克，延胡索适量，鲜橘皮15克，丝瓜10克，白糖少许。

做法

1. 将丝瓜去皮，切块；柴胡、延胡索洗净，煎汁去渣备用。

2. 将鲜橘皮、丝瓜洗净，一起放入锅中，加水600毫升，大火煮开后转小火续煮15分钟。

3. 倒入药汁，煮沸后即可关火，加白糖，搅拌至溶化，代茶饮。

功效

延胡索可理气通络、化瘀止痛，丝瓜通络散结，鲜橘皮理气止痛。本品对肝郁气滞型的乳腺增生有一定的食疗效果。

柴胡可疏肝理气、调畅情绪。

呵护卵巢，延缓衰老

卵巢保养，由生活方式入手

对卵巢的保养，女性万万不可忽视。卵巢保养得好，可使女性皮肤光滑细腻，容光焕发；健康的卵巢更能调节雌激素的分泌，使女性曲线玲珑，更有益于身体健康。卵巢功能衰退是导致女性衰老的主要原因，要想常葆年轻和美丽，女性一定要好好保养卵巢。

生活方式与良好心态，缺一不可

健康的生活方式、良好的心态对维护卵巢功能十分重要。健康的生活方式是女性呵护卵巢的基础，良好的心态也十分重要，因为女性的生殖内分泌系统受大脑皮层的影响，长期劳累、精神紧张或郁郁寡欢的人，大脑皮层也受抑制，可直接影响女性内分泌功能，进而影响卵巢健康。

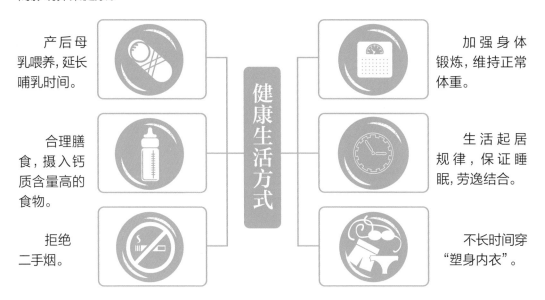

产后母乳喂养，延长哺乳时间。

合理膳食，摄入钙质含量高的食物。

拒绝二手烟。

健康生活方式

加强身体锻炼，维持正常体重。

生活起居规律，保证睡眠，劳逸结合。

不长时间穿"塑身内衣"。

Tips

1. 过度情绪化易伤及卵巢：女性长期情绪抑郁不舒，会直接影响乳房和卵巢健康，因为中医认为，肝经直接通过乳房、输卵管、卵巢，长期肝气郁结势必直接影响卵巢功能。

2. 保养卵巢忌久坐：久坐姿势直接影响盆腔生殖器官——卵巢的血液微循环，阻碍卵巢组织的营养供给，久而久之会影响卵巢正常功能。

3. 熬夜最伤身：熬夜会直接损耗女性精血，损伤肾气，殃及卵巢。

4. 房事节制，卵巢得养：过于频繁的性事损伤肾精、肾阴，易引发卵巢功能衰退。

5. 乱补一通，祸及卵巢：乱吃补养品及不良保健，会过度刺激卵巢，容易适得其反。

卵巢的"天然保养品"

　　女性在45岁之后，由于体内的雌激素分泌减少，骨质的营养流失也会加速，内脏功能也会逐渐减弱。对这个年龄段的女性来说，均衡饮食和运动是保养卵巢的主要方法，如应减少对高脂肪、高胆固醇食物的摄取，而要多吃一些瓜果蔬菜，以下食材都是天然的"卵巢保养品"。

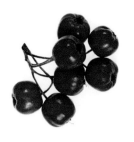

山楂

　　山楂具有扩张血管、改善微循环、降血压、降血脂的作用。

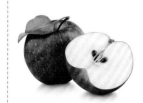

苹果

　　苹果含有丰富的天然抗氧化剂——类黄酮，可抗动脉粥样硬化，苹果中的果胶也可以降低胆固醇。

　　除了本页介绍的食材，女性保养卵巢还要多吃富含维生素E的包菜、花菜、葵花籽油、芝麻油，富含维生素B_2的动物内脏、蛋类、乳制品类及豆制品，以及富含维生素B_6的谷类、豆类、猪瘦肉等。

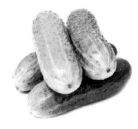

黄瓜

　　黄瓜清脆可口，能清热、解渴、利尿，促进肠道排出食物废渣，从而减少身体对胆固醇的吸收。

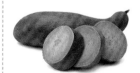

红薯

　　红薯能预防心血管系统的脂质沉积，预防动脉粥样硬化，使皮下脂肪减少，避免出现过度肥胖。

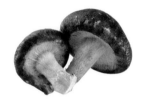

香菇

　　香菇具有消食、降脂、降压等功效，常食还能降低血液中总胆固醇及甘油三酯的含量。

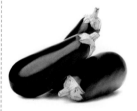

茄子

　　茄子内含多种维生素，特别是其中的维生素P，能增强细胞黏着性，增加微血管弹性。

呵护卵巢这样吃

党参枸杞红枣汤

材料

党参20克，红枣、枸杞子各12克。

做法

1. 将党参洗净，切成段。

2. 将红枣、枸杞子洗净，放入清水中，浸泡5分钟后捞出备用。

3. 所有材料放入砂锅中，倒入适量开水，煮约15分钟即可。

功效

本品可益气养血、滋阴、补肝肾，还可抑制细胞老化，能有效保养卵巢、防衰抗老。

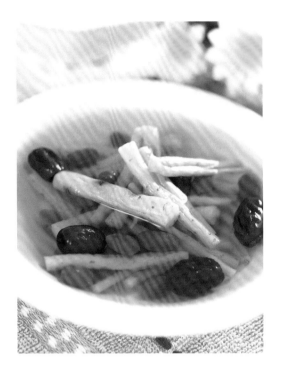

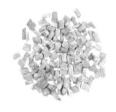

党参可补中益气、健脾益肺。

木瓜冰糖炖燕窝

材料

木瓜2个，燕窝20克，冰糖适量。

做法

1. 木瓜洗净，去皮，去籽；燕窝用水发好，备用。

2. 锅中水烧开，木瓜、燕窝一起放入炖盅，用小火隔水炖30分钟。

3. 调入冰糖即可出锅。

功效

本品对卵巢保养有很好的食疗效果，对皮肤也有很好的滋润效果，女性朋友可常食。

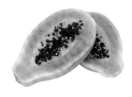

木瓜可润肺止咳、消暑解热。

燕窝粥

材料

粳米50克，泡发燕窝2克，葱、生姜各适量，香菜少许，盐1克，味精2克。

做法

1. 葱择洗干净，切花；生姜去皮切丝；香菜洗净切末；粳米淘洗干净。

2. 砂锅中注水烧开，放入粳米煮至成粥。

3. 加入其他所有材料煮至熟，调入调味料煮入味即可。

功效

燕窝是驰名中外的高级滋补品，可滋养细胞，加速新陈代谢，从内而外改善身体状况，延缓卵巢衰老，令人精神焕发。

燕窝可滋阴养颜、益气补虚。

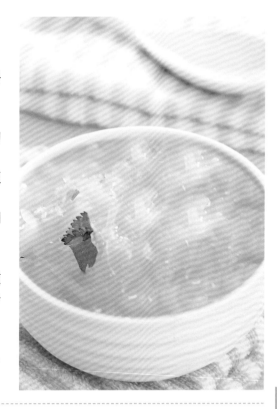

红薯粥

材料

粳米500克，红薯100克，猪肉30克，白胡椒粉8克，姜汁15毫升，葱段20克，盐3克，味精2克。

做法

1. 红薯去皮，洗净，切成丁；猪肉洗净切丁；粳米淘洗干净。

2. 锅内注水，下入红薯丁、猪肉丁、白胡椒粉、姜汁烧开，炖至五成熟。

3. 下入粳米熬成粥，调入盐、味精，撒入葱段即成。

功效

红薯搭配猪肉，可补益精气、养血滋阴、美肤乌发，对卵巢有滋补作用。

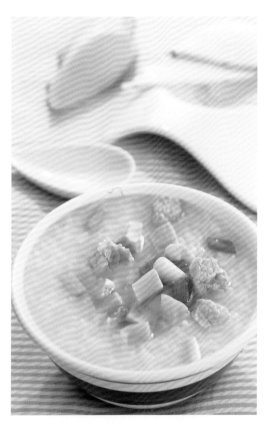

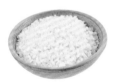

粳米能补中益气、健脾和胃。

别让卵巢早衰

卵巢早衰，是指有规律月经的女性，40岁以前，由于卵巢功能衰退而出现持续性的闭经和性器官萎缩等现象，常伴有促性腺激素水平的上升和雌激素的下降。未老先衰，会给患者身心健康带来极大痛苦。

卵巢早衰的症状

症状	解释分析
闭经	分为原发性闭经和继发性闭经，若继发性闭经发生在40岁之前，并且在闭经之前没有特征性的月经异常的先兆，则可怀疑为由卵巢早衰引起
不孕	部分患者因不孕就诊而发现卵巢早衰，且不孕是卵巢早衰患者就诊的主要原因
自身免疫性疾病	如甲状腺疾病、糖尿病、红斑狼疮、类风湿性关节炎、白癜风等
低雌激素症状	包括潮热、盗汗、性欲低下，伴有萎缩性阴道炎和尿频、尿痛等病症
肾上腺功能不全的隐匿症状	如食欲减退，不明原因的腹部疼痛、皮肤色素沉淀加重和嗜盐等

本草调理，呵护卵巢

有研究指出，如果女性每日摄取高钙食物，会比摄取钙质不足的人患卵巢疾病的概率低很多。多摄取活性乳酸菌，同时多摄取谷类食材，效果更好；因谷类的特殊纤维可以令乳酸菌活跃，可增加免疫细胞的活力。卵巢早衰患者可多食用养身调经、滋补肝肾之品，如桂圆、桑葚、黑芝麻、乌鸡等。治疗期间应忌烟、酒；忌食刺激性食物，以及肥腻、油炸、腌制类食物；忌食羊肉、韭菜、胡椒等温热性食物或发物，以免延长病程。

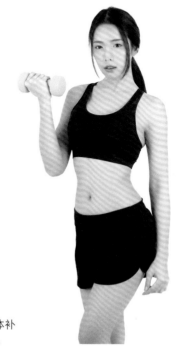

女性可通过科学饮食为身体补钙，同时要多加锻炼，多晒太阳。

卵巢早衰患者宜吃的食材和药材

在饮食方面，卵巢早衰患者宜选用对卵巢有补益作用的食物，如鲍鱼、海参、鹌鹑、鸽子、乌鸡、墨鱼、章鱼等。可多摄取β-胡萝卜素，食用胡萝卜及红薯、哈密瓜、南瓜、橙子、西红柿等"有色"蔬果，可显著降低卵巢疾病的发生率。多摄取高钙食物，如虾皮、海米、牛奶、海带、豆制品等。以下推荐几种卵巢早衰患者适用的药材。

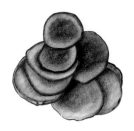

鹿茸

鹿茸有补肾壮阳、益精生血、强筋壮骨、调节卵巢功能的功效，主治精血亏虚所致的卵巢早衰等病症。

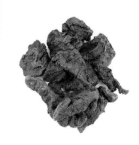

熟地黄

熟地黄具有滋阴补血、益精填髓的功效，用于肝肾亏虚所致的卵巢早衰、月经不调、闭经等症。

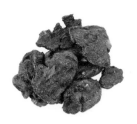

黄精

黄精具有滋阴益肾、健脾润肺的功效，对肝肾阴虚所致的卵巢早衰有很好的疗效，能有效改善低雌激素症状。

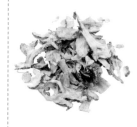

当归

当归具有补血活血、调经止痛、润燥滑肠的功效。多用于辅助治疗月经不调、闭经、产后腹痛等症，也能调治卵巢早衰。

冬虫夏草

冬虫夏草具有补虚损、益精气、止咳化痰、补肺肾之功效，主治肺肾两虚、精气不足、病后虚弱等症，可调治卵巢早衰。

海马

海马是补肾壮阳、调气活血的佳品，常用于治疗肾虚阳痿、少精、宫寒不孕、腰膝酸软、血瘀作痛等症，可辅助治疗卵巢早衰。

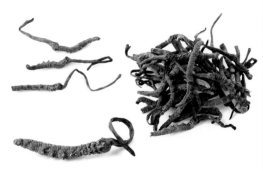

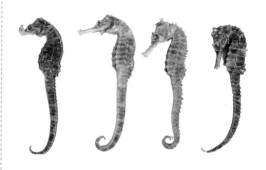

调治卵巢早衰这样吃

麦枣鹿茸排骨汤

材料

白萝卜250克，排骨250克，小麦100克，红枣10枚，鹿茸片适量，盐10克。

做法

1. 小麦淘净，以清水浸泡1小时，沥干；红枣、鹿茸片洗净。

2. 排骨洗净斩块，焯水，捞起洗净；白萝卜削皮，洗净，切块。

3. 将以上材料放入锅中，加适量清水，以大火煮沸后转小火炖约40分钟，加盐调味即可。

功效

本品对肝气郁结导致的卵巢功能异常，雌激素水平下降造成的卵巢早衰有一定的辅助治疗作用。

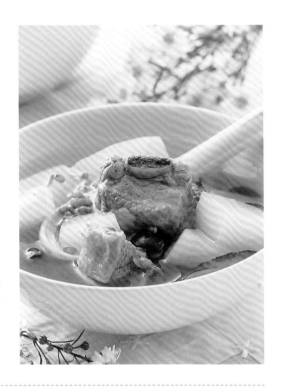

当归红枣牛肉汤

材料

牛肉500克，当归50克，红枣10枚，盐、味精各适量。

做法

1. 牛肉洗净，焯水切块；当归、红枣洗净，当归切片。

2. 将牛肉块、当归片、红枣放入煲内，加适量水，以大火煲至水开，再改用小火煲2~3小时，调味即可。

功效

红枣营养丰富，当归可补血、调经，牛肉可益气补虚。本品对卵巢早衰有较好的辅助治疗作用。

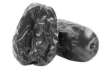

红枣含蛋白质、粗纤维、有机酸和钙、磷、铁等，能抗衰老，有"天然维生素丸"之称。

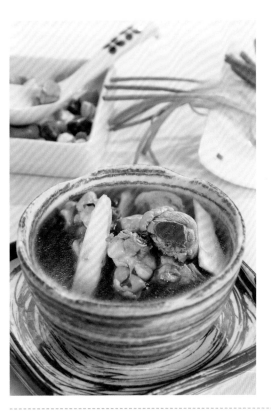

山药黄精炖鸡

材料

鸡肉500克，去皮山药片100克，黄精30克，盐4克。

做法

1. 将鸡肉洗净，切块，入沸水中焯去血水；黄精、山药片洗净备用。

2. 把鸡肉块、黄精、山药片一起放入炖盅，加水适量。

3. 隔水炖约1小时至熟，放入盐调味即可。

功效

山药可健脾补肾，鸡肉可益气补虚。本品对肝肾阴虚所致的卵巢早衰有很好的疗效，有助于恢复卵巢功能。

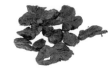

黄精具有滋阴益肾、益气生精的功效。

六味地黄鸡汤

材料

鸡腿150克，熟地黄25克，山茱萸5克，山药10克，牡丹皮10克，茯苓10克，泽泻5克，红枣8枚，盐3克。

做法

1. 鸡腿剁块，放入沸水中汆烫、捞起、冲净；将除鸡腿和红枣之外的药材洗净，装纱布袋中煎出药汁，备用。

2. 将鸡腿块和红枣一同放入炖锅，加适量清水以大火煮开。

3. 倒入煎好的药汁，转小火慢炖30分钟，加盐调味即成。

功效

本品对肾阴亏虚引起的卵巢早衰、雌激素分泌减少、月经不调、闭经均有很好的疗效。

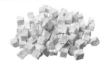

茯苓有利水消肿、宁心健脾的功效，可增强人体免疫力，改善卵巢早衰症状。

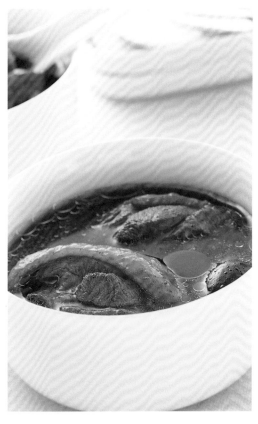

子宫调养，守卫女性身心健康
宫颈炎调理

    子宫颈通过阴道间接与外界相通，它既是生殖生理功能和生殖内分泌功能的重要器官，又是预防阴道内病原体侵入子宫腔的重要屏障。子宫颈一旦受到感染，就容易产生宫颈炎。宫颈炎是育龄期女性的常见病、多发病，分为急性与慢性两种；急性宫颈炎需要及时就医，慢性宫颈炎除通过医学手段治疗之外，也可利用饮食进行调养。

宫颈炎的症状

    急性宫颈炎主要症状为白带增多、呈脓性，伴腰痛及下腹不适。多是因为分娩、流产或手术损伤宫颈后，使病原体侵入宫颈黏膜而发生的感染。

    宫颈炎在临床上以慢性宫颈炎较常见，主要症状表现为白带增多且呈乳白色，黏液状的白带中夹有血丝，或性交出血，伴外阴瘙痒、腰骶部疼痛等。其慢性炎症的局部表现又以宫颈柱状上皮异位最为常见，可引起白带增多、白带带血或性交后出血，常有腰酸背痛、月经失调、不孕不育等症状。

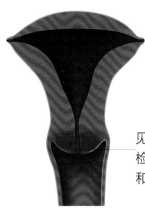

慢性宫颈炎最常见的一种表现，妇科检查可发现宫颈那囊和宫颈肥大。

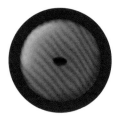

正常。

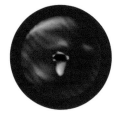

炎症。

Tips

    对于宫颈炎要积极预防，不要等到患上了才后悔莫及。女性应做到：首先，避免过早、过多、过频的生育，分娩和流产都会造成宫颈损伤，从而为细菌的侵入提供机会。其次，注意外阴及阴道清洁，在分娩、流产、宫颈物理治疗后应预防感染。最后，避免不洁性生活。此外，要积极治疗急性宫颈炎，定期做妇科检查，最好做到一年一次。

慢性宫颈炎患者宜吃的药材和食材

　　慢性宫颈炎患者饮食应注意营养，多食富含维生素、纤维素的食物，可增强身体免疫力，减少感染机会。保持饮食清淡，多饮水，多食蔬菜。多进食一些具有消炎抗菌作用的食物，如蒜、马齿苋、油菜、芥菜、苦瓜等。忌甜食与油腻食物，因这些食物会增加白带的分泌，影响治疗效果。忌辛辣刺激性食物，忌海鲜等发物及羊肉等燥热性食物，这些食物都会加重宫颈炎症反应。

白茅根

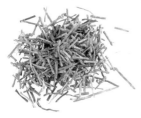

　　白茅根具有凉血止血、清热解毒的功效，内服有镇痛消炎的功效，可用来调治慢性宫颈炎。

黄檗

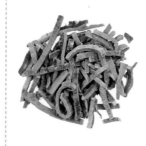

　　黄檗具有泻火燥湿、解毒杀虫的功效，可与苦参、白及、丹参等配伍，对宫颈炎、阴道炎均有很好的疗效。

败酱草

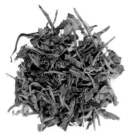

　　败酱草可清热、利湿、解毒，可治宫颈炎、阴道炎、痢疾、尿路感染、盆腔炎、附件炎、痛肿疔疮等各种炎症。

蒜

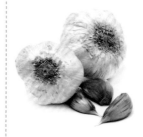

　　蒜可杀菌消炎、燥湿止痒，对宫颈炎、阴道炎、肠炎、痢疾等炎症均有很好的食疗作用，常食蒜还能防癌抗癌。

荠菜

　　荠菜有止血解毒、健脾利水的功效，对阴道炎、尿道炎、宫颈炎及糖尿病性白内障均有食疗作用。

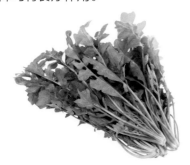

马齿苋

　　马齿苋可清热解毒、燥湿止痒、消肿止痛，适用于湿热下注引起的阴道炎、宫颈炎、白带异常等症。

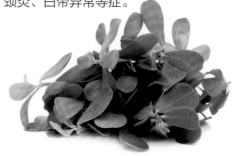

调治宫颈炎这样吃

茅根荸荠猪肉汤

材料

猪小腿肉300克，白茅根15克，荸荠10个，生姜3克，盐2克。

做法

1. 白茅根洗净，焯水切成小段；荸荠洗净去皮；猪小腿肉洗净，切块；生姜洗净去皮，切片。

2. 将洗净的食材一同放入砂煲内，注入适量清水，大火煲沸后，改小火煲2小时。

3. 加盐调味即可。

功效

荸荠能清热利尿、滋阴补肾。本品对宫颈炎、阴道炎、尿路感染等均有很好的食疗效果。

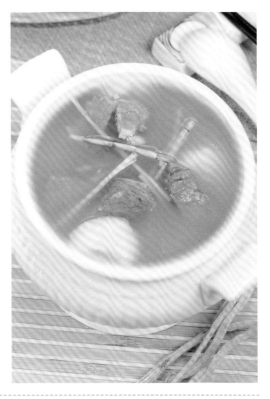

白茅根可清热解毒、凉血止血、利尿通淋。

黄檗油菜排骨汤

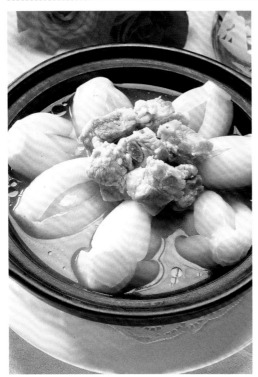

材料

猪排骨500克，油菜200克，黄檗10克，盐适量。

做法

1. 油菜择洗干净，黄檗洗净，备用。

2. 猪排骨洗净切成小段，用盐腌8小时至入味。

3. 锅上火，注清水适量，放入猪排骨段、油菜、黄檗一起煲3小时即可。

功效

油菜可活血化瘀、消肿解毒。本品有较好的消炎杀菌作用，对湿热下注型阴道炎、宫颈炎有很好的食疗效果。

黄檗具有清热燥湿、泻火解毒的功效。

苦瓜败酱草瘦肉汤

材料

猪瘦肉400克，苦瓜200克，败酱草100克，盐3克。

做法

1. 猪瘦肉洗净，切块，汆去血水；苦瓜洗净，去瓤，切片；败酱草洗净，切段。

2. 锅中注水烧沸，放入猪瘦肉块、苦瓜慢炖。

3. 1小时后放入败酱草再炖30分钟，加入盐调味即可。

功效

苦瓜可清热泻火。本品可有效调治湿热下注引起的宫颈炎、阴道炎、盆腔炎、附件炎、痈肿疔疮等病症。

败酱草具有清热解毒、利湿止痒、消炎止带的功效。

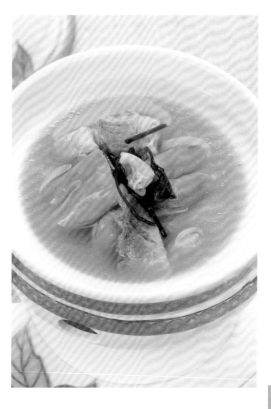

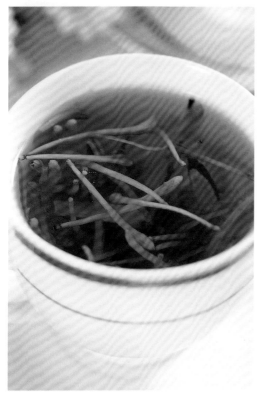

大蒜金银花茶

材料

金银花30克，蒜20克，甘草3克，白糖适量。

做法

1. 将蒜去皮，洗净捣烂成泥。

2. 金银花、甘草洗净，与蒜泥一起放入锅中，加水600毫升，用大火煮沸即可关火。

3. 调入白糖即可服用。

功效

甘草可清热解毒，蒜能消炎杀菌。本品可辅助治疗宫颈炎、阴道炎等炎症及腮腺炎、流行性感冒等传染性疾病。

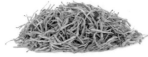

金银花可清热解毒、消炎杀菌。

特别提示：患有慢性胃溃疡的患者应慎食生蒜。

子宫脱垂调理

子宫脱垂，医学上是指子宫从正常位置沿阴道下降，宫颈外口达坐骨棘水平以下，甚至子宫全部脱出于阴道口的一种病症。

子宫脱垂的发病原因

子宫脱垂主要由分娩损伤造成，如分娩时软产道过度伸展撕裂，没有及时治疗，或是子宫口没有开全时过早用力娩出胎儿及难产处理不当等，都可造成支撑子宫的盆底组织松弛或撕裂。此外，产后过早劳动或身患慢性咳嗽、习惯性便秘等，也易造成腹腔内压力增加，使子宫下移而造成脱垂。

中医论子宫脱垂

中医认为子宫脱垂主要由中气不足或肾气亏虚、冲任不固，带脉失约而不能升托子宫，导致子宫下垂，主要分气虚和肾虚两种类型，治疗时应以补益中气、补肾、调冲任为主治原则。对于重度子宫脱垂的患者，若脱出的子宫因行走或其他活动摩擦而导致充血、红肿者，应及时就医，且治疗时应加以解毒消肿。

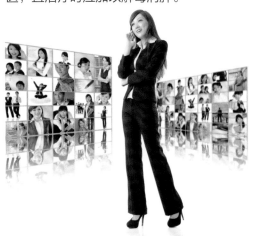

长期从事站立、蹲坐等工作的女性也是罹患子宫脱垂的高危人群，应格外注意。

子宫脱垂会给女性健康带来极大的损害，会引发女性月经过多、痛经甚至不孕等症状。

月经过多、痛经：

子宫脱垂常会引起卵巢、输卵管下垂。而卵巢、输卵管位置的变动会引起盆腔静脉不畅，产生静脉瘀血，导致月经过多。此外，子宫脱垂还会导致经血难以从宫颈管排除，造成痛经。

排泄障碍：

由于子宫前有膀胱、后有直肠，只要出现子宫脱垂，就有可能会引发一些排尿或是排便的障碍。子宫脱垂还会给骨盆腔带来压力，使人感觉下腹重坠，而且易造成性交疼痛。如果是严重的子宫脱垂，还会影响行走。

子宫内膜异位症：

子宫脱垂的女性在月经期时常需要子宫更强劲的收缩，才能迫使经血经宫颈管排出体外。宫缩加强，必然引起宫腔内的压力增加。在高压作用下，部分月经血有可能经输卵管逆流至盆腔，导致子宫内膜异位症。

不孕症：

子宫脱垂还会使精子无法顺利进入宫颈管，从而导致不孕。

子宫脱垂患者宜吃的药材和食材

　　子宫脱垂患者应多食高蛋白食物，如瘦肉类、蛋类、鱼类、豆制品等。多食具有补气、补肾作用的食物，如山药、红枣、莲子、乌鸡、牛肉、猪肚等。忌食寒性水产品，如蚌肉、田螺等，水产品性寒，食用后会伤脾胃，或造成子宫虚冷下滑。忌食燥热性食物，如羊肉、牛肉等；忌辛辣刺激性食物，如辣椒、烟、酒等，这些食物会使得脱出的子宫充血、红肿，极易引起局部炎症或糜烂。

黄芪

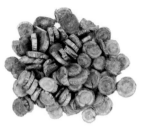

　　黄芪可补气健脾、排脓敛疮、生肌，适用于慢性衰弱、中气下陷所致的子宫脱垂、崩漏带下等症。

党参

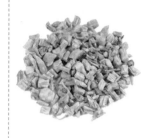

　　党参可补中益气、健脾益肺，可辅助治疗气血不足、脾肺虚弱、劳倦乏力、内热消渴、崩漏等常见症。

山药

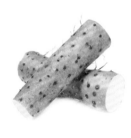

　　山药具有补脾养胃、生津益肺、补肾涩精等功效，可辅助治疗内脏下垂、脾虚食少、带下、虚热消渴等常见症。

莲子

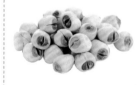

　　莲子清心醒脾、补脾止泻、安神明目、健脾补肾、止泻固精，对脾肾亏虚引起的子宫脱垂有一定的食疗作用。

乌鸡

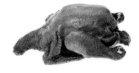

　　乌鸡能补肾养血、益气补虚，对女性月经不调、白带过多及子宫脱垂等虚损病均有辅助治疗功效。

猪肚

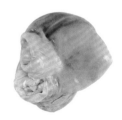

　　猪肚补虚损、健脾胃，对脾胃气虚引起的子宫脱垂有一定食疗效果，常食也有助于改善虚劳羸弱等症。

调治子宫脱垂这样吃

黄芪当归枣鸡汤

材料

鸡肉150克，当归10克，黄芪15克，红枣8枚，盐4克。

做法

1. 鸡肉洗净，剁块；当归、黄芪、红枣均洗净；当归、黄芪切片后煎药汁，取汁备用。

2. 将鸡肉块放入沸水中氽烫，捞起冲净。

3. 鸡肉块、红枣一起盛入锅中，加适量清水以大火煮开，倒入药汁，转小火续炖30分钟，起锅前加盐调味即可。

功效

当归可养血补虚，黄芪可健脾补气，红枣可补气养血。本品对气血亏虚导致的子宫脱垂大有补益，还能改善神疲乏力、面色萎黄等症。

鸡肉能益气补虚。

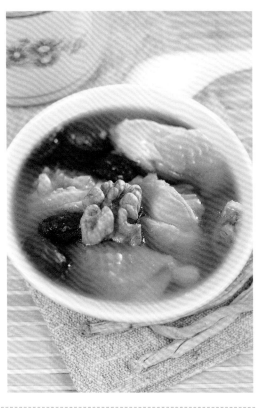

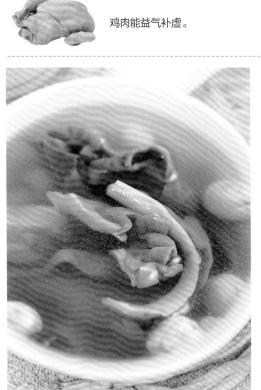

莲子枸杞炖猪肚

材料

猪肚600克，莲子20克，枸杞子10克，生姜片10克，盐4克，胡椒1克，食用油适量。

做法

1. 猪肚洗净，煮熟后取出，切片；莲子、枸杞子洗净，泡发。

2. 锅上火，加油烧热，下入猪肚片爆香后，装入炖盅内。

3. 下入莲子、枸杞子、生姜片，加入适量清水炖80分钟，加入调味料即可。

功效

莲子能补肾健脾，枸杞子能滋阴补肾。本品能健脾补肾，对脾肾两虚型子宫脱垂有很好的调治效果。

党参老母鸡汤

材料

老母鸡1只，党参20克，枸杞子、红枣各少许，盐3克，生姜适量。

做法

1. 将老母鸡收拾干净，切块；枸杞子、红枣、党参洗净；生姜洗净，切丝。

2. 锅内注水，放入老母鸡块、党参、枸杞子、红枣、姜丝一起炖煮。

3. 煮至熟时，加盐调味即可。

功效

此汤具有补气养血的功效，适合气血亏虚所致的子宫脱垂等慢性疾病患者食用。

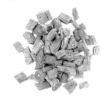

党参可补中益气、健脾益肺。

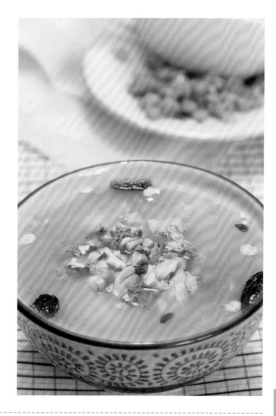

黄芪山药鱼汤

材料

鲫鱼1条，黄芪片15克，山药20克，生姜、葱、盐各适量。

做法

1. 将鲫鱼去鳞、内脏，洗净，在鱼两侧各划一刀，备用；生姜洗净，切丝；葱洗净，切成丝；山药去皮，洗净，切片。

2. 将黄芪片、山药片放入锅中，加适量水煮沸，然后转小火熬煮约15分钟后转中火，放入鲫鱼煮约10分钟。

3. 鱼熟后，放入姜丝、葱丝，加盐调味即可。

功效

鲫鱼可以益气健脾，山药可补肺、脾、肾三脏。本品可提高机体免疫力，增强患者体质，对子宫脱垂有一定的食疗效果。

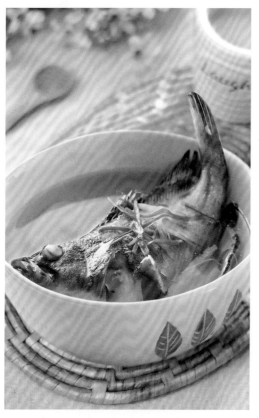

黄芪可补气健脾、升阳举陷。

子宫肌瘤调理

子宫肌瘤是女性生殖系统中常见的良性肿瘤，其确切病因尚不清楚，多与体内雌激素紊乱有关，多发生于30~50岁的女性。子宫肌瘤由平滑肌和结缔组织构成，为单个或多个大小不一的球形、实性、质硬的肿块，小者直径仅有数毫米，大者可充满整个腹腔。

子宫肌瘤的易发人群

近来，子宫肌瘤越来越多发于三四十岁的中年女性，特别是未育、性生活失调、情志抑郁这三类女性。

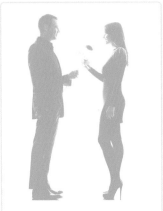

未育女性得不到孕激素及时、有效的保护，易发生激素依赖性疾病，如子宫肌瘤

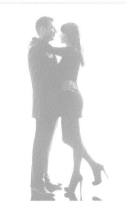

夫妻间长期性生活失调，易引起激素水平分泌紊乱，诱发子宫肌瘤

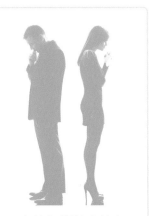

女性长期情志抑郁，易使雌激素分泌失衡，从而诱发子宫肌瘤

子宫肌瘤的症状		
	子宫出血	这是子宫肌瘤的主要症状，月经量过多、经期延长或者月经周期缩短者约占2/3，非周期性出血者占1/3
	腹部肿块	子宫肌瘤一般位于下腹正中，质硬或有高低不平感
	疼痛	有腹痛、腰酸、痛经、下腹坠胀感，程度多不严重
	压迫症状	压迫症状在月经前期较为显著，因子宫肌瘤在此时可充血肿胀
	白带	盆腔充血或炎症可使白带增多，严重时会产生血性白带等症状

子宫肌瘤患者宜吃的药材和食材

　　子宫肌瘤在中医中属"症瘕"的范畴，指妇人下腹有结块，或胀、或满、或痛、或异常出血。病因病机主要有气滞血瘀、湿热瘀阻、痰湿瘀结、肾虚血瘀等。所以治疗以行气活血化瘀、清热利湿化瘀、化痰活血消瘀、补肾活血散结为主要原则。但是在施治中应注意"衰其大半而止"，不可一味地猛攻，以免损伤元气。以下推荐几种子宫肌瘤患者适用的药材和食材。

当归

　　当归可活血化瘀、调经止痛、润燥滑肠，多用于治疗月经不调、经闭腹痛、症瘕积聚、血虚头痛等症。

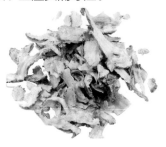

川芎

　　川芎具有行气开郁、祛风燥湿、活血止痛的功效，用于治疗症瘕、产后瘀阻腹痛、痈疽疮疡、月经不调等症。

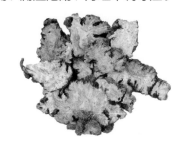

无花果

　　无花果有健胃润肠、滋阴利咽、防癌抗癌、催乳的功效，对子宫肌瘤有较好的食疗作用。

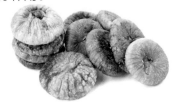

桃仁

　　桃仁可破血行瘀、润燥滑肠，主治闭经、症瘕、热病蓄血、风痹、疟疾、跌打损伤、瘀血肿痛、血燥便秘。

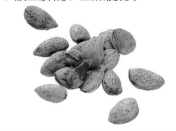

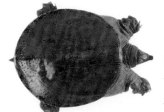

甲鱼

　　甲鱼具有益气补虚、滋阴益肾、净血散结等食疗作用，对各种肿瘤、癌症均有很好的食疗作用。

母鸡

　　母鸡肉具有温中益气、补精添髓、益五脏、补虚损、健脾胃、强筋骨的功效，对子宫肌瘤有较好的食疗效果。

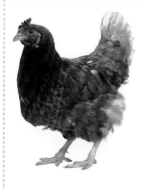

调治子宫肌瘤这样吃

花生丁香猪尾汤

材料

猪尾90克，丁香、花生、红枣各少许，盐3克。

做法

1. 猪尾洗净，斩成段；丁香、花生、红枣均洗净。

2. 净锅上火，加水烧开，放入猪尾段氽至透，捞起洗净。

3. 将猪尾段、丁香、花生、红枣放入瓦煲内，加适量水，用大火烧开后，改小火煲2.5小时，加盐调味即可。

功效

花生具有清理体内垃圾和毒素的作用。本品对寒凝血瘀所致的子宫肌瘤有很好的疗效。

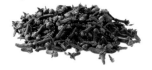

丁香可温中暖肾、行气散结。

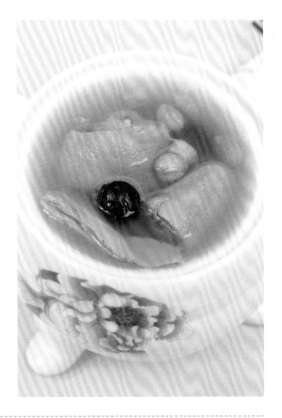

兔肉薏仁煲

材料

兔腿肉200克，薏苡仁100克，红枣6枚，盐少许，食用油适量，鸡精2克，葱、生姜各6克。

做法

1. 将兔腿肉洗净剁块；薏苡仁、红枣洗净备用；葱洗净，切花；生姜洗净，切片。

2. 炒锅上火加水，下入兔腿肉块焯水，冲净备用。

3. 净锅上火放油，将姜片爆香，倒入水，调入盐、鸡精，下入兔腿肉块、薏苡仁、红枣，以小火煲至入味，撒入葱花即可。

功效

薏苡仁能清热利湿、止带下、消肿抗癌，兔肉能清热解毒、益气补虚，红枣可补益气血。本品对子宫肌瘤有一定的辅助治疗作用。

当归川芎鱼头汤

材料

鳙鱼头1个，当归15克，川芎10克，生姜5片，红枣5枚，食用油、盐各适量。

做法

1. 将鱼头洗净，去鳃，起油锅，下鱼头煎至微黄，取出备用。

2. 川芎、当归、生姜、红枣洗净；当归切段，生姜切片备用。

3. 把鱼头、川芎、当归段、生姜片、红枣一起放入炖锅内，加适量开水，炖锅加盖，小火隔水炖2小时，以盐调味即可。

功效

当归可补血活血、调经止痛。本品既能消肿，还能改善子宫出血现象，调理月经周期，对子宫肌瘤有较好的辅助治疗功效。

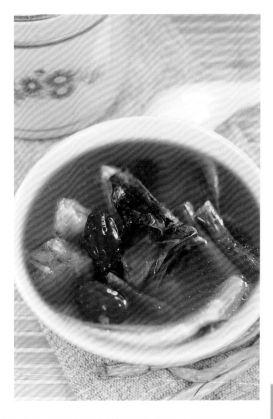

川芎能行气活血、化瘀散结。

青皮红花茶

材料

青皮10克，红花10克。

做法

1. 青皮洗净后切成丝，与红花同入砂锅，加水浸泡30分钟，煎煮30分钟，取汁即成。

2. 当茶频频饮用，或早晚两次分服。

功效

红花可活血化瘀，青皮行气止痛，对气滞血瘀型子宫肌瘤有较好的疗效，症见小腹胀痛、经期腰腹疼痛加重、乳房胀痛等。

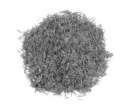

红花可活血通经、祛瘀止痛。

特别提示：孕妇应禁用红花，以免造成流产。

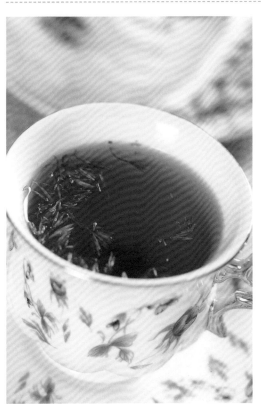

附录 女性排毒养颜水果推荐

| 英文名：Pear | 别名：快果、玉乳、果宗、蜜父 | 科属：蔷薇科，梨属 |

梨

润肺止咳效果好

梨有"百果之宗"的称号。因其鲜嫩多汁，又被称为"天然矿泉水"。梨肉脆而多汁，酸甜可口，风味芳香，富含蛋白质、脂肪、碳水化合物及多种维生素，对人体健康有重要作用。

梨还可以加工成梨干、梨脯、梨膏、梨汁、梨罐头等，也可用来酿酒、制醋。梨还有很高的药用价值，可助消化、润肺清心、消痰止咳、退热、解毒疮，还有利尿、润肠的作用。煮熟的梨有助于人体排泄尿酸，并可预防痛风和关节炎。

秋季每天吃1个梨可缓解秋燥；播音员、歌手经常食用煮好的梨，可以有效地保护嗓子。

每100克梨含有：

热量	0.21千焦
膳食纤维	2.6克
维生素B$_2$	0.03毫克
维生素E	0.46毫克
钾	85毫克
铁	0.4毫克
锌	0.1毫克
硒	0.29微克

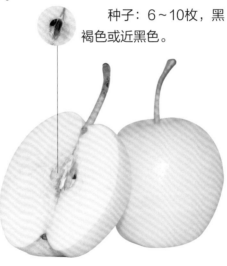

种子：6~10枚，黑褐色或近黑色。

梨剖析

果皮：
常见的梨，外表呈黄色或褐色，有些品种的梨向阳面呈红色。

果肉：
果肉呈白色，质脆多汁，含有大量的膳食纤维。

果核：
果核呈软骨状，有3~5个心室。

常见品种

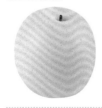

雪花梨
果肉洁白如玉，似雪如霜，又因梨花洁白无瑕，酷似雪花，故称雪花梨。果肉细脆而嫩，汁多味甜。

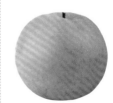

新高梨
果实呈圆形或圆锥形，果形端正；果皮黄褐色，皮薄，果点大，密度中等；果肉呈白色，肉质细嫩酥脆，多汁，味甜，微酸。

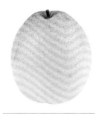

皇冠梨
果实呈椭圆形，果皮黄色，果面光洁，果点小，无锈斑；果心小，果肉洁白，质细腻，残渣少，松脆多汁，风味酸甜适口。

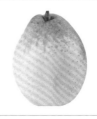

鸭梨
外表呈黄绿色，果实中大，皮薄核小，汁多无渣，酸甜适中，清香绵长，脆而不腻，有"天生甘露"之称。

英文名：Grape	别名：提子、蒲桃、草龙珠、山葫芦、李桃	科属：葡萄科，葡萄属

葡萄

熬夜族的活力源泉

"水晶明珠"是人们对葡萄的爱称，因为它果色艳丽、汁多味美、营养丰富。成熟的果实中含有丰富的葡萄糖及许多对人体有益的矿物质和维生素，且容易被吸收。葡萄还是一种滋补品，具有补虚健胃的功效，可以增进人体健康，治疗神经衰弱，缓解过度疲劳。身体虚弱、营养不良、经常熬夜的人，最好多吃些葡萄或葡萄干。

葡萄籽具有极好的抗氧化功效，葡萄叶也可以用于治疗腹泻。葡萄除鲜食外，可用于酿酒，还可制成葡萄汁、葡萄干和罐头等食品。

葡萄表皮上的白色物质是葡萄的保护膜，若其分布均匀、体态完整，则说明这串葡萄是新鲜的。

每100克葡萄含有：

热量	0.19千焦
蛋白质	0.4克
脂肪	0.3克
碳水化合物	10.3克
膳食纤维	1克
维生素A	3微克
维生素C	4毫克
钾	127毫克
钙	9毫克
磷	13毫克
镁	7毫克

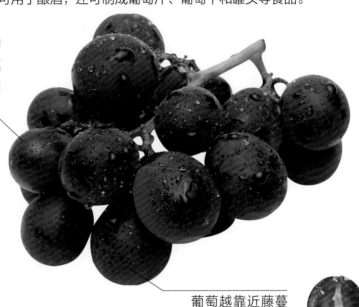

葡萄越靠近藤蔓的部分越甜。

DIY蔬果汁

预防心脑血管疾病的葡萄汁

医学研究证明，葡萄汁是心血管患者的上佳食品，因其可以降低血脂和抵抗自由基的伤害，对血管硬化和心血管疾病患者的康复都有很好的辅助疗效。此外，在那些种植葡萄和吃葡萄多的地方，癌症的发病率也明显降低。

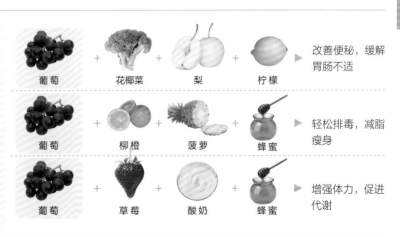

葡萄 + 花椰菜 + 梨 + 柠檬 ▶ 改善便秘，缓解胃肠不适

葡萄 + 柳橙 + 菠萝 + 蜂蜜 ▶ 轻松排毒，减脂瘦身

葡萄 + 草莓 + 酸奶 + 蜂蜜 ▶ 增强体力，促进代谢

香蕉

抵抗辐射，消除疲劳的"快乐水果"

香蕉是人们喜爱的水果之一，价格便宜又香甜可口。欧洲人因认为吃香蕉能解除忧郁而称它为"快乐水果"。香蕉又被称为"智慧之果"，因其能快速补充身体所需的能量，补益大脑。

香蕉营养丰富，鲜果肉质软滑、香甜可口，非洲、亚洲广为种植，美洲部分热带地区将其作为粮食食用。香蕉具有很高的药用价值，《本草纲目》中说：香蕉生食可以止咳润肺、通血脉、填骨髓、合金疮、解酒毒。

每100克香蕉含有：

热量	0.39千焦
蛋白质	1.4克
脂肪	0.2克
碳水化合物	22克
维生素A	5微克
维生素C	8毫克
钾	256毫克
磷	28毫克
镁	43毫克

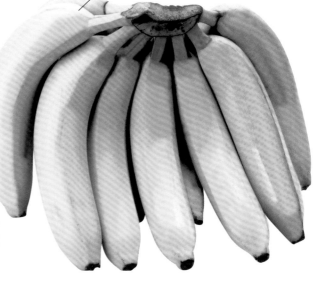

香蕉可补充营养，降低血压，帮助消化，调整胃肠功能。

香蕉有降压作用，适合高血压患者食用。果皮含蕉皮素成分，能抑制细菌的滋生。

DIY蔬果汁

快速补充能量的香蕉汁

香蕉本身含水量很少，单独榨汁有一定困难，但加入牛奶或其他蔬菜、水果就能轻松做成香蕉蔬果汁。香蕉蔬果汁营养全面，且容易被人体吸收，快速转化为身体所需的能量。

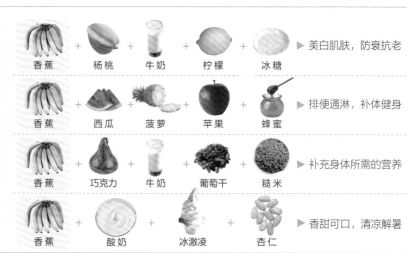

香蕉 + 杨桃 + 牛奶 + 柠檬 + 冰糖 ▶ 美白肌肤，防衰抗老

香蕉 + 西瓜 + 菠萝 + 苹果 + 蜂蜜 ▶ 排便通淋，补体健身

香蕉 + 巧克力 + 牛奶 + 葡萄干 + 糙米 ▶ 补充身体所需的营养

香蕉 + 酸奶 + 冰激凌 + 杏仁 ▶ 香甜可口，清凉解暑

苹果

一日一苹果，医生远离我

　　苹果酸甜可口，营养丰富，是老幼皆宜的水果之一。它不仅含有丰富的维生素和矿物质，还有含量惊人的膳食纤维。苹果的营养价值和药用价值都很高，越来越多的人发现"一日一苹果，医生远离我"是很有道理的。另外，苹果内的多酚类物质可以防止肌肤老化，而其极低的热量对减肥也有很好的帮助。许多人把苹果作为瘦身必备水果之一，每周节食一天，这一天只吃苹果，并称其为"苹果日"。

每100克苹果含有：

热量	0.22千焦
蛋白质	0.4克
碳水化合物	13.7克
膳食纤维	1.7克
维生素A	4微克
维生素C	3毫克
维生素E	0.43毫克
钾	83毫克
铁	0.3毫克

苹果中的胶质和矿物质钾能保持血压稳定，降低高血压、中风的发病率。

苹果可预防铅中毒。

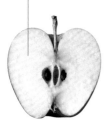

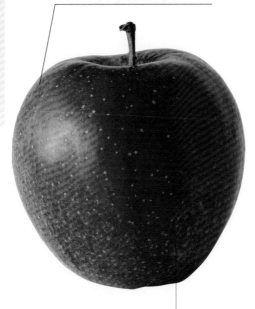

苹果中的维生素C能呵护心脑血管健康。

苹果剖析

果皮： 富含抗氧化成分及生物活性物质。

果肉： 苹果的主要食用部分，质脆多汁。

果核： 包裹种子的心室，一般有5个心室。

种子： 水滴状，棕黑色。

女性排毒养颜水果推荐

DIY蔬果汁

可口苹果汁

　　新鲜的苹果汁含有大量维生素A和维生素C，对人体健康很有益处。需要注意的是，多数维生素A存在于苹果皮中，所以吃苹果时最好不要削皮，榨汁时最好将果皮清洗干净后连皮一起榨。

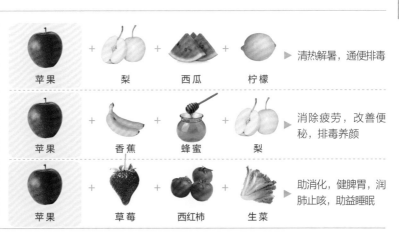

苹果 ＋ 梨 ＋ 西瓜 ＋ 柠檬 ▶ 清热解暑，通便排毒

苹果 ＋ 香蕉 ＋ 蜂蜜 ＋ 梨 ▶ 消除疲劳，改善便秘，排毒养颜

苹果 ＋ 草莓 ＋ 西红柿 ＋ 生菜 ▶ 助消化，健脾胃，润肺止咳，助益睡眠

山楂

健胃消食好帮手

　　山楂，又名"山里红""胭脂果"，属蔷薇科落叶小乔木。果实酸甜可口，能生津止渴。除鲜食外，还可制成山楂片、果丹皮、山楂糕、红果酱、山楂酒等。山楂还可入药，有消食化积、活血散瘀的功效，自古以来就被视为养生食疗的佳品。我国药典《本草再新》记载："山楂，治脾虚湿热，消食磨积，利大、小便。"

每100克山楂含有：

热量	0.43千焦
脂肪	0.6克
碳水化合物	25.1克
膳食纤维	3.1克
维生素A	8微克
维生素C	53毫克
维生素E	7.32毫克
钙	52毫克
钾	299毫克

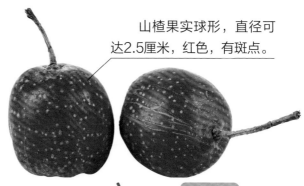

山楂果实球形，直径可达2.5厘米，红色，有斑点。

果肉为粉红色或白色，口感绵软，酸甜可口。

保存方法

　　山楂买回后，先洗干净，然后放入保鲜袋中，将里面的空气全都挤出，密封，放入冰箱冷藏即可。

制品

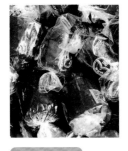

山楂卷

　　一种受欢迎的零食小吃，以山楂为原料制成，有开胃的效果。市面可见的山楂卷质量参差不齐，购买时要注意挑选。

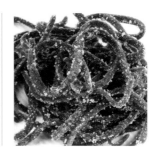

金糕条

　　金糕条是山楂果肉，配以白糖、琼脂加工而成，酸甜可口，是人们喜爱的休闲小吃之一，具有消积、化滞、散瘀的食疗作用。

DIY蔬果汁

健胃消食山楂汁

　　山楂汁一般是由山楂打烂成泥后加入调料调和而成。多用于拌制蔬菜果类，有软化血管、促进消化等功能，是动脉硬化、消化不良者极为理想的食品。

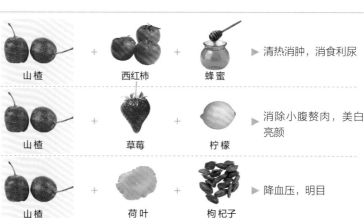

山楂	+	西红柿	+	蜂蜜	▶ 清热消肿，消食利尿
山楂	+	草莓	+	柠檬	▶ 消除小腹赘肉，美白亮颜
山楂	+	荷叶	+	枸杞子	▶ 降血压，明目

猕猴桃

"维C之王"，令皮肤光滑透白

猕猴桃被誉为"维C之王"，质地柔软，味道有时被描述为草莓、香蕉、菠萝三者的混合。因为果皮覆毛、貌似猕猴而得名。猕猴桃营养丰富，美味可口，鲜果酸甜适度，清香爽口，其中含有的维生素C和维生素E共同协作，能够有效提升人体细胞的抗氧化能力，使肌肤保持水润，抵抗皱纹和黑色素的袭击。

熟透的猕猴桃手感柔软。

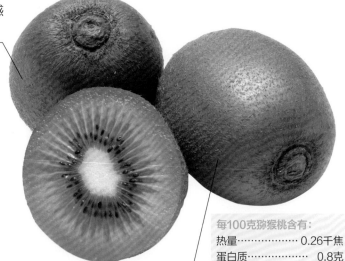

表皮中茸毛的颜色呈均匀的茶色。

家族成员

黄金猕猴桃

果肉的颜色偏黄且甜味重，顶部有个突出的"尖"。

小猕猴桃

单果长3厘米左右，主产于美国，果皮薄且无茶色茸毛。

香绿猕猴桃

果实圆柱形且个大，表皮上茶色茸毛多，略带酸味。

每100克猕猴桃含有：

热量	0.26千焦
蛋白质	0.8克
脂肪	0.6克
碳水化合物	14.5克
膳食纤维	2.6克
维生素A	11微克
维生素C	62毫克
钾	144毫克
钙	27毫克

DIY蔬果汁

 + + 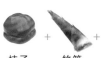 +  ▶ 利尿，美肤，缓解疲劳

猕猴桃 + 柿子 + 竹笋 + 西芹 + 生菜

 + + ▶ 预防感冒，抗癌，消脂减肥

猕猴桃 + 西红柿 + 韭菜 + 木耳

 + + ▶ 防止肌肤老化，提升机体免疫力

猕猴桃 + 木瓜 + 柠檬

草莓

抗氧化，防早衰的上佳果品

草莓外观呈心形，色彩鲜艳，果肉多汁，酸甜适口，芳香宜人，营养丰富，被营养学家列为十大美容食品之一。据研究，女性常吃草莓能抗氧化、防早衰。

草莓的吃法比较多，常见的是将草莓冲洗干净，直接食用，或将洗净的草莓拌以白糖或甜牛奶食用，风味独特，别具特色。草莓还可以制成各种草莓酱、草莓汁、草莓酒、草莓露、草莓蜜饯等。

草莓富含丰富的维生素C，不仅参与组成皮肤和肌腱组织的骨胶原的合成，还可以帮助人体吸收铁质，抑制体内致癌物质的产生。

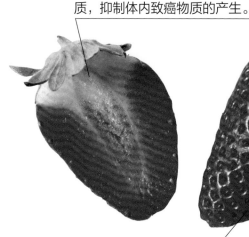
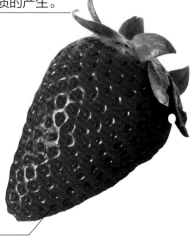

草莓的果肉指的是它表面疙疙瘩瘩的部分，其周围的红色部分则被称为"花床"。

每100克草莓含有：

热量	0.13千焦
蛋白质	1克
脂肪	0.2克
碳水化合物	7.1克
膳食纤维	1.1克
维生素A	3微克
维生素C	47毫克
钾	131毫克
钙	18毫克
磷	27毫克

保存方法

第一种方法：可以将未清洗的草莓直接用保鲜膜包起来，放在冰箱的冷藏室里。第二种方法：将草莓清洗后去蒂，"裹"一层白糖，再放到冷藏室里。第二种方法不仅可以保鲜，还能防止草莓表面被划伤。

清洗方法

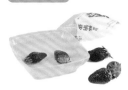

放盐水巧洗草莓

先用清水冲洗草莓，然后将其放入盐水里浸泡5分钟，再用清水冲去咸味即可食用。这样洗既可杀菌，又可保鲜。

DIY蔬果汁

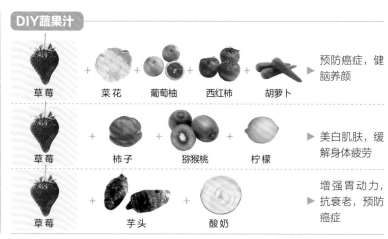

草莓 + 菜花 + 葡萄柚 + 西红柿 + 胡萝卜 ▶ 预防癌症，健脑养颜

草莓 + 柿子 + 猕猴桃 + 柠檬 ▶ 美白肌肤，缓解身体疲劳

草莓 + 芋头 + 酸奶 ▶ 增强胃动力，抗衰老，预防癌症

樱桃

调养气色防贫血

樱桃是上市较早的一种水果，号称"百果第一枝"。樱桃的果实娇小可爱，色泽红润光洁，玲珑如玛瑙宝石，味道甘甜而微酸，营养丰富，含铁量极高，常食可预防贫血。樱桃具有很高的医疗保健价值，能益脾胃、滋养肝肾、涩精止泻。樱桃除可供鲜食外，还可以腌制后食用，或作为其他菜肴的点缀，备受人们青睐。

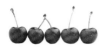

吃樱桃时请注意

❶ 樱桃适合消化不良者，也适合瘫痪、风湿腰腿痛者和体质虚弱、面色无华者食用。

❷ 溃疡症患者、上火者慎食；糖尿病患者少食。

❸ 樱桃性温热，热性病及虚热咳嗽者忌食；核仁水解后产生氢氰酸，药用时应小心中毒。

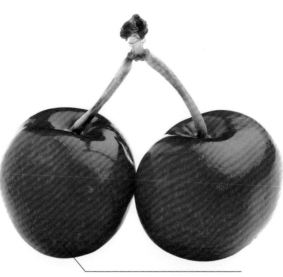

樱桃营养丰富，所含蛋白质、磷、胡萝卜素等均较高，尤其含铁量很高。

每100克樱桃含有：

热量	0.19千焦
蛋白质	1.1克
碳水化合物	10.2克
维生素A	18微克
维生素C	10毫克
钙	11毫克
钾	232毫克
铁	0.4毫克

樱桃剖析

果肉：

具有调中益气、健脾和胃、祛风湿之功效，对食欲不佳、风湿身痛等症状均有一定的调治作用。

果核：

呈扁卵形，表面白色或淡黄色，有不明显的小凹点，可入药，有透疹解毒之功效。

家族成员

近几年，我国栽培较多的樱桃品种有红灯、红蜜、红艳、先锋、佐藤锦、烟台1号等。其中，红灯和先锋是最常见的品种，也是樱桃中的两个优质品种。红灯颜色略带浅红，果柄短小，口感甜中略带酸味；先锋颜色深红，果柄较长，口感更甜。

DIY蔬果汁

杀菌抗癌樱桃汁

樱桃汁味道香甜，口感极佳。它是一种天然的抗氧化剂，可以缓解关节炎和尿酸高导致的痛风等症，还可以缓解头痛和偏头痛，更能使皮肤光亮润滑。

 樱桃 + 木瓜 + 绿茶 ▶ 生津，强筋，祛风湿

 樱桃 + 哈密瓜 + 冰糖 ▶ 缓解神经性头痛

女性排毒养颜水果推荐

石榴

"多子多福"的吉祥果

石榴，落叶灌木或小乔木，果实成熟时鲜红色或粉红色，常会裂开，露出晶莹如宝石般的籽粒，酸甜多汁，虽吃着麻烦，却回味无穷。因其色彩鲜艳、籽多饱满，常被用作喜庆水果，意为"多子多福"。

石榴果实可供食用和酿酒，果皮及根皮可作黑色染料，叶炒后可代茶饮。石榴果、花、皮皆可入药，具有杀虫、收敛、涩肠、止痢等功效。

每100克石榴含有：

热量	0.30千焦
蛋白质	1.3克
脂肪	0.2克
碳水化合物	18.5克
膳食纤维	4.9克
维生素B_1	0.05毫克
维生素C	8毫克
钾	231毫克
镁	16毫克
磷	70毫克

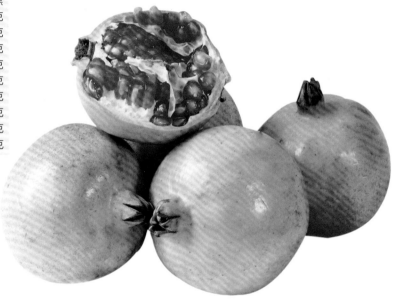

石榴剖析

石榴皮：

有明显的抑菌和收敛功效，其所含的碱性物质有驱虫功效。

石榴籽：

酸甜可口，营养丰富，有生津化食、止泻解毒之功。

石榴花：

味酸涩而性平，晒干碾末，有很好的止血作用，能止赤白带下；泡水洗眼，有明目功效。

保存方法

购回石榴后，将其放入冰箱冷藏即可。

相关诗句

安石榴赋

（晋）潘岳

榴者，天下之奇树，九州之名果。华实并丽，滋味亦殊。商秋受气，收华敛实，千房同蒂，千子如一。缤纷磊落，垂光耀质。滋味浸液，馨香流溢。

医生提示

❶ 石榴尤其适宜口干舌燥、腹泻、扁桃体发炎者食用。
❷ 忌多食，以免伤肺损齿。
❸ 感冒、大便秘结者慎食。
❹ 急性盆腔炎、尿道炎患者慎食。